LD（学習障害）の
特性を理解して
支援する本

親子で理解するLDの本

LD（学習障害）の
子どもが
困っていること

家庭、勉強、友だち、進学……
将来の不安を減らす

監修＊宮尾益知　どんぐり発達クリニック院長

河出書房新社

はじめに

ＬＤ（学習障害）は、「読む」「聞く」「話す」「書く」「計算する」「推論する」など知的能力が部分的に遅れている発達障害です。発達障害のなかでは、学習面以外においては家庭や教室でも比較的問題行動が少なく、これまでは〝勉強の苦手な子〟ととらえられがちでした。

しかし、子ども自身は、知的な遅れがないのに自分の努力だけでは克服できない学習面の遅れに対して、〝どうして自分だけができないんだろう〟という悩みや劣等感を抱えている場合があります。もし、適切な支援がなければ、そうした子どもが抱えている悩みは、成長とともに大きくなっていきます。

そこで、本書では、ＬＤの基本的な特性から家庭や学校での対応策や適切な支援、将来の進路までをやさしく解説しています。本書は、「どんぐり発達クリニック」院長として多くの発達障害の子どもの臨床例を持つ宮尾益知先生が監修し、親子で読むことを前提としています。ＬＤの特性を理解し適切な支援を受けることができれば、子どもはまた大きく成長していきます。

Contents

第3章

ＬＤの子どもが教室で困っていること

Contents

Contents

第5章 LD――学校での対応編

コラム

第1章

発達障害は個性と理解する

発達障害は、コミュニケーション、言語、社会性などの発達に、偏《かたよ》りやなんらかの特性があることで生じる不適応な状態をいいます。その基本的な知識を押さえて、発達障害を正しく理解しましょう。

発達障害は、どうして起きるの？

発達障害が起こる原因やメカニズムは、まだ解明されていません。ただ、生まれつき脳の機能になんらかの不具合があるために起こる不適応の状態であることがわかっています。

発達障害は、どんな状態をいうのか

最近、よく耳にするようになった「発達障害」。しかし、それがどのような状態をいうのか、正しく理解されているとはいえません。また、話題に上ることが多くなったせいか、発達障害の子どもが増えているようなイメージがあります。実際に、医療機関を受診して発達障害と診断される子どもも多くみられますが、けっして急激に増えたわけではありません。昔から同じような状態の子どもは少なからずいましたが、それほど大きな問題とはとらえられていなかったのです。

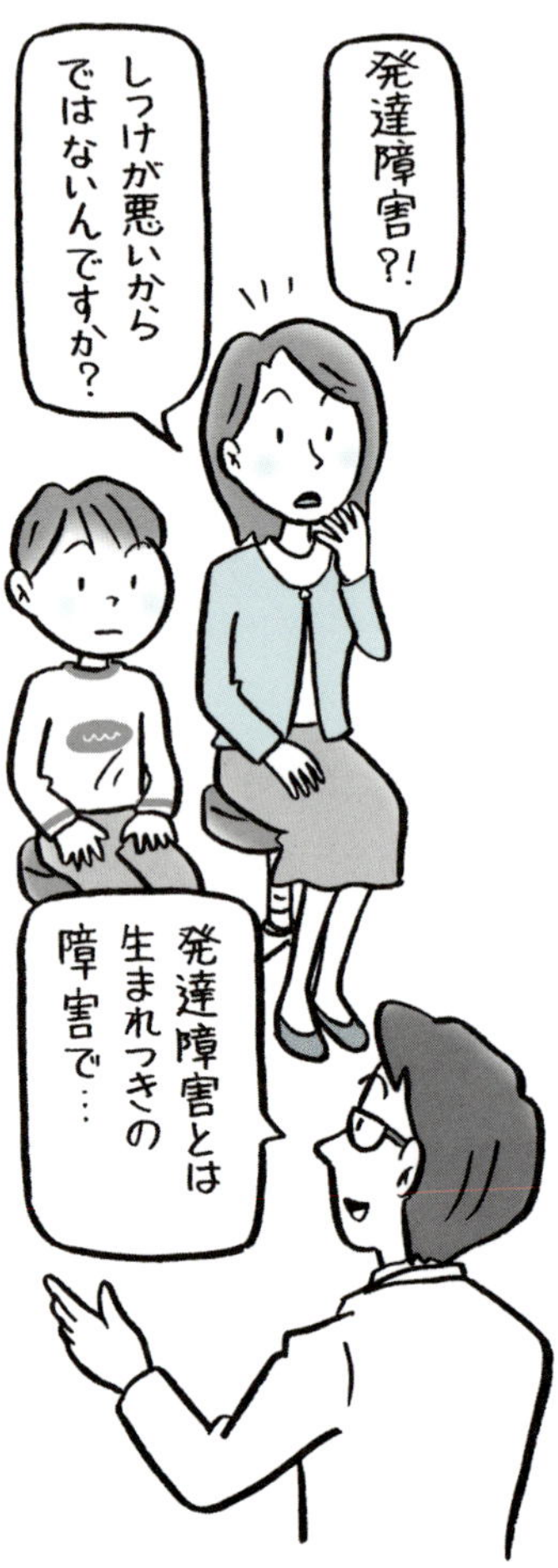
発達障害?!
しつけが悪いからではないんですか？
発達障害とは生まれつきの障害で…

これまで発達障害の原因がよくわからなかったこともあり、親の育て方と生活環境、本人の性格のせいなどと思われていました。当の親自身も「自分たちのしつけが悪かったのだろうか」「愛情の注ぎ方が足りなかったのでは」などと悩み、自らを責めて苦しむ人も少なくありませんでした。

しかし、現在では研究が進み、発達障害は生まれつき脳の機能になんらかの問題があり、成長していく過程でさまざまな症状や特性があらわれ、不適応の状態になることがわかっています。しかも、精神的な症状ではなく、認知（理解、行動する過程）に問題があり、生活や学習面に問題が生じていることが明らかになっています。けっして親の育て方や本人の性格のせいではないのです。

したがって、ある種の特性や傾向があっても、社会にうまく適応し、生活を送る上で問題が生じていなければ、発達障害があるとはみなされません。

なぜ、脳に不具合が起きるのか

では、なぜ脳の機能に不具合が起きるのでしょうか。原因やメカニズムについてはまだ解明されていませんが、二つの要因について研究が進められています。

一つは、遺伝子には問題がないけれど、妊娠中や出産時のなんらかの影響が胎児の脳に障害をつくるというものです。もう一つは、精子と卵子がそれぞれ持っている遺伝子情報になんらかの異常が起こり、脳に障害が起きるというものです。

前者は、現段階では、原因の一部にはなっていても、主原因とはいえないかもしれないという見方が有力のようです。後者については、基本的に同じ遺伝子を持つ一卵性双生児の場合、一人が発達障害であると、もう一人も発達障害の確率が40～98％とかなり高い数字を示します。このことから、遺伝子との関わりはありそうだといえるかもしれません。

ただ、遺伝子となんらかの関連がありそうだとはいえ、単純に親から子へ遺伝すると思い込むのは早計です。実際に、親子ともに発達障害であるというケースが多いことを裏づける科学的証拠やデータが、十分にあるわけではありません。発達障害の遺伝子を持っているとは考えにくい親から、発達障害の子どもが生まれることもありますし、発達障害のある子どもの兄弟姉妹であっても、多くはふつうに成長しています。

発達障害に男女差はほとんどない

発達障害というと、男の子に多いイメージがありますが、けっしてそんなことはありません。発達障害の子どもが生まれる確率は男女ほぼ同率です。

なぜ男の子の方が多いと感じるかというと、発達障害による行動の出方が、男の子の方が目立つからです。女の子の場合、自分から動くより相手に合わせて行動する、いわゆる〝受け身型〟が多いため、目立ちにくい場合が多いようです。

しかし、男の子も女の子も同じように「生きにくさ」を感じています。

発達障害はいつごろからわかるの？

発達障害の特性は、生後すぐにはあらわれません。2〜3歳くらいになると目立ってくることが多いようですが、あらわれ方は人それぞれです。

特性は生後すぐにはわからない

発達障害があっても、生後すぐはふつうの赤ちゃんとほとんど変わりません。しかし、ところどころに特性があらわれる場合もあります。

たとえば、おなかがすいたときやおむつが濡れているときなど、ふつうは泣いて知らせますが、特性のある赤ちゃんは泣かずに平然としていることがあります。ベッドで一人寝かされていても、ぐずったりせずおとなしくしている場合もあります。そうした様子に、むしろ親は「泣かない賢い子」「ぐずらなくて手のかからない子」と感じたりします。

ただ、発達障害のあらわれ方は人それぞれです。つねに泣いている、ミルクをきちんと飲まない、寝つきが悪い、寝てもすぐ目を覚ますなど、手を焼く例もあります。

2〜3歳ごろから特性が目立つようになる

ほかの子と比べて「少し変わっているかな？」と感じ始めるのは、2歳を過ぎたころからが多いようです。わかりやすいケースとして、「言葉の遅れ」や「共感を示さない」などがあげられます。

たとえば、子どもの名前を呼んでも振り向かない、視線を合わせようとしないなどは、よく見られます。また、「アーウー」といった喃語《なんご》は出しても、「パパ、ママ」などの言葉が出ず、何度教えても言おうとしません。また、おやつがほしいときに、それを言葉で伝えずに、親の手をつかんでおやつの入った戸棚に連れていくという行動をとるなど、「あれ？」と思う点が目につくようになります。

一人でいることを好むのも、よく見かける特徴です。だれかと一緒に遊ぶよりも、一人で遊ぶことを好んだり、一つのおもちゃに執着して、それを手に取るとほかのものがいっさい目に入らなくなるということもあります。

　ほかにも、好ききらいが激しい、眠らない、いつも体を動かしているなどがあり、親は育てにくさを感じることも少なくありません。

診断は3～4歳になってから

成長するにつれて、ほかの子どもとの違いがはっきりしてきます。3歳児健診の際に、医師から指摘される場合もあります。それをきっかけに医療機関などを受診し、発達障害と診断されるのは3～4歳ごろが多いようです。裏を返せば、気になるところがあっても、2歳になる前に発達障害の診断をするのは容易ではないということです。

　その理由として、発達障害の診断の目安の一つである「言葉の遅れ」は、2歳以前の段階では判断しにくいからです。言葉の発達の早さは個人差があり、なかには2歳ごろまではまったく気になる点がなかったのに、その後、発達障害が発現するケースもあります。

　また、発達障害の特性には、同じことを何度言っても聞かない、少しの時間もじっとしていられないなどがありますが、これは度合いの差はあれ、多くの子どもにあてはまるものです。幼稚園や小学校に上がるなど、努力しなければいけない活動に従事するようになってから表面化する場合もあります。

　子どもによって、さまざまなケースがありますが、発達障害の特性はなるべく早く気づいてあげることが重要です。

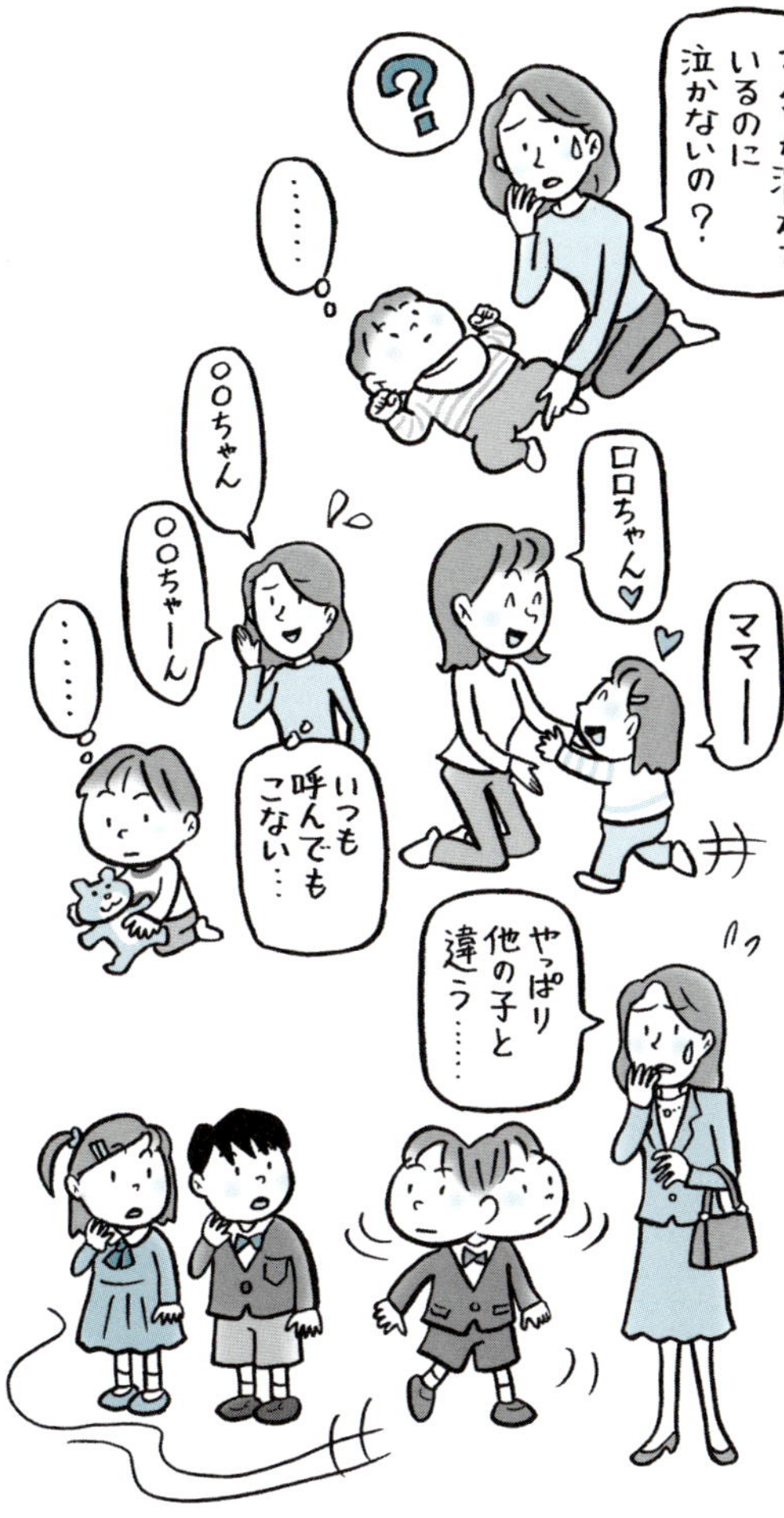
オムツが濡れているのに泣かないの？
？
……
ロロちゃん
ママーー
〇〇ちゃん
〇〇ちゃーん
……
いつも呼んでもこない…
やっぱり他の子と違う……

発達障害は、どんな種類があるの？

発達障害には、「自閉症スペクトラム障害（ASD）」「注意欠如・多動性障害（ADHD）」「学習障害（LD）」の三つの種類に大きく分けられます。

発達障害は、三つのタイプに分けられる

発達障害には、大きく分けて「自閉症スペクトラム障害（ASD）」「注意欠如・多動性障害（ADHD）」「学習障害（LD）」の三つがあります。どの発達障害かを見分けるために、さまざまな診断基準や指標が設けられています。特性のあらわれ方は人それぞれで、単独の障害としてあらわれる場合もあれば、複数の障害が併存している場合もあります。

ASDは、かつては「自閉症」「自閉性障害」「広汎性発達障害」「アスペルガー症候群」など、さまざまな名称が用いられていました。しだいにこれらをまとめて一つの連続体（スペクトラム）ととらえるように

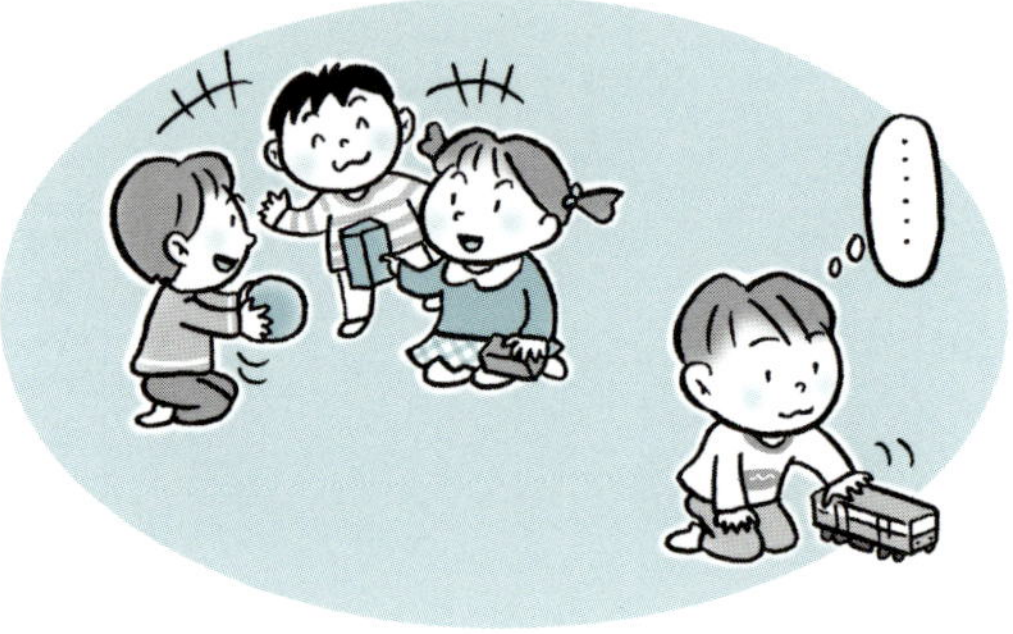

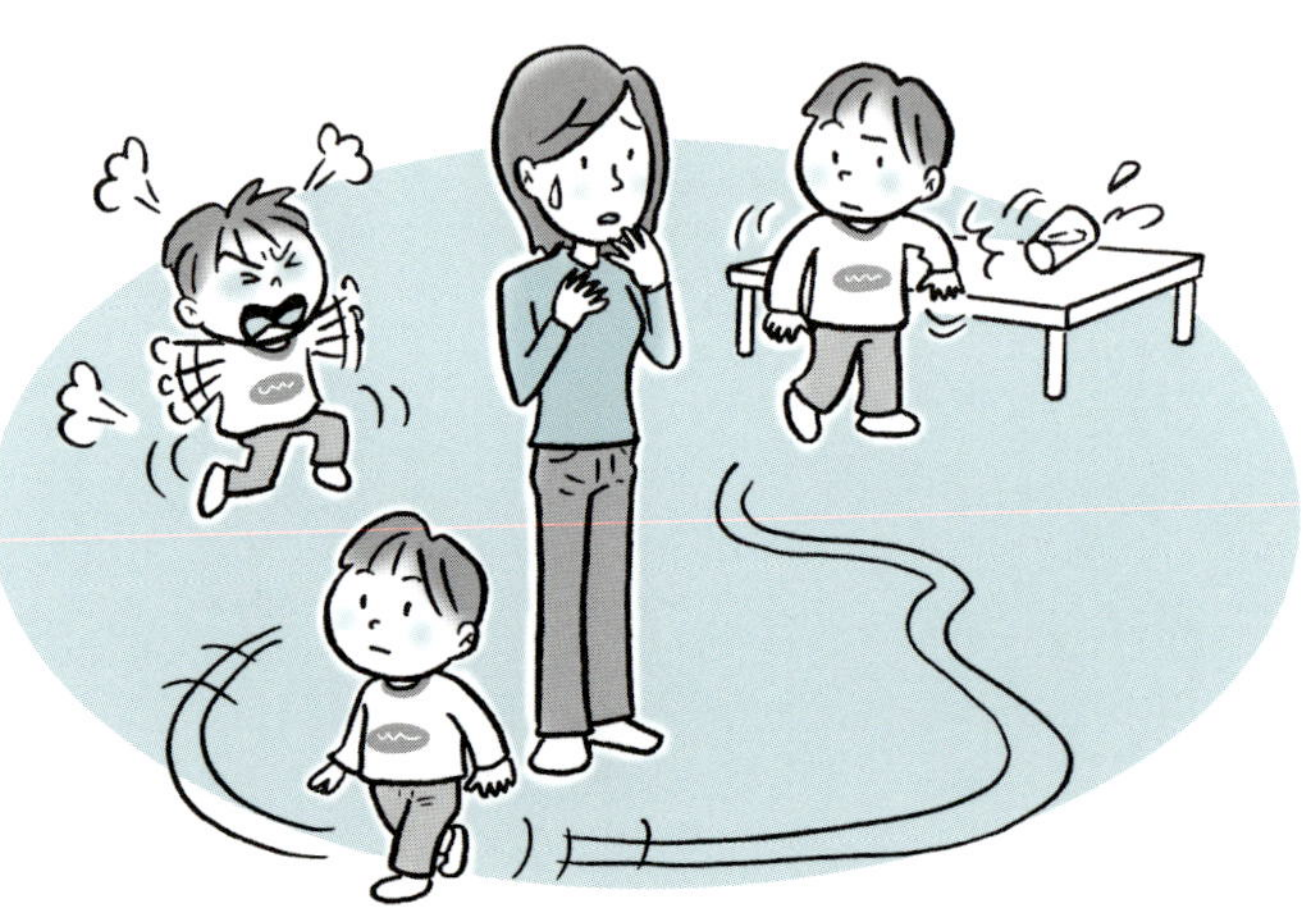

なり、現在では自閉症スペクトラム障害の名称が広く用いられています。

ＡＳＤの大きな特徴として、「コミュニケーションの障害」「社会的なやりとりの障害」「こだわり行動」の三つがあげられます。具体的には、社会的な対人関係を築くのがむずかしい、他人とコミュニケーションがとりにくい、活動や興味の範囲が狭く、こだわりが強いことなどがあげられます。

ＡＤＨＤによく見られるのは、「不注意」「衝動性」「多動性」という主に行動面における特性です。落ち着きがない、よく考えずに行動する、ものをよくなくす、注意を一つに向けられない、一つのことに集中するとほかのことに注意が向けられない、時間が守れないなど多岐にわたります。

ＬＤは、知能全般は正常だが、知的能力が〝部分的に〟遅滞している状態をいいます。知的能力には、「聞く」「話す」「読む」「書く」「計算する」「推論する」などがありますが、これらのうち一つ以上に遅れや困難が認められます。したがって小学校入学後に、授業で「教科書が読めない」「漢字が書けない」「算数の問題文が理解できない」などによって気づくケースがほとんどです。

発達障害の種類

ASD

●自閉症スペクトラム障害（ASD）

ASDには、自閉症、アスペルガー症候群、そのほかの広汎性発達障害が含まれます。ASDの典型的な特性として、「コミュニケーションの障害」「社会的なやりとりの障害」「こだわり行動」という三つが挙げられます。しかし、その度合いは人それぞれに異なり、軽いものから重いものまで区別がつけにくいことから、スペクトラム（連続体）という言葉を用いて、自閉症スペクトラム障害と呼ばれるようになりました。

ADHD

注意欠如・多動性障害（ADHD）●

「不注意」「衝動性」「多動性」などの特性があり、集中力がない、落ち着きがない、よく考えずに行動する、ものをなくす、忘れ物をする、時間を守れないなど、おもに行動面に特徴があります。

LD

●学習障害（LD）

「読む」「聞く」「話す」「書く」「計算する」「推論する」など、知的能力が部分的に遅れている状態をいい、学習の習得に時間がかかります。

それぞれが併存することもある

ASDとADHD、ADHDとLD、ASDとLDというように、種類の異なる発達障害の特性を併せ持つケースもあります。また、突発的で不規則な体の動きや発声を繰り返す「チック障害」などと併存することもあります。

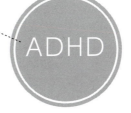

発達障害は治るの？

発達障害は、生まれつき脳の機能に不具合があることで起こります。したがって治ることも治すこともできませんが、困っている症状を改善することはできます。

発達障害は、一つの個性

発達障害は、生まれつき脳の機能になんらかの不具合があるために起こります。そのため、発達障害の基本的な特性は一生変わりません。切り傷が治る、風邪を治すというのと同じように、発達障害は治ることも治すこともできません。

そこでまずは、発達障害がどのようなものであるかを知り、特性のある子どもがどのような発達の過程をたどるのかを把握することが大切です。その上で治癒や軽減させることを目指すのではなく、障害を一つの「個性」ととらえて、成長の過程に合った適切なサポートを行なうことが重要になってきます。

困っている症状の多くは改善できる

発達障害は治らないというと、落胆するかもしれません。しかし、だれでもある種の傾向を持っています。

たとえば、小学校で先生が教室に入ってきたとします。するとそれまでおしゃべりをしたり、席から離れて遊んでいた子どもの多くが着席して静かになるでしょうが、おしゃべりや遊びに夢中で着席しない子どももいます。先生が来てもおしゃべりや遊びを続けたいというのも、一つの傾向です。それでも、「席について静かにしようね」と注意されれば、静かに着席します。

発達障害がある子どもの場合、先生の登場によって静かに着席する雰囲気を察するのは苦手ですが、「先生が来たら静かに着席する」というルールを覚えて実行するのは得意です。こうしたルールをたくさん覚えれば、日常生活をスムーズに過ごせるようになります。

だれでも生きていく上でさまざま

なルールを覚える必要がありますが、発達障害がある子どもの場合は、その子の傾向に合わせて工夫することが大切です。まわりの空気を読んだり、コミュニケーションをとるのが苦手であることをふまえて、周囲の状況を子どもにわかりやすく伝えたり、今何をしたらいいのかを明確にするといいでしょう。

発達障害にも改善できる症状と改善できない症状がありますが、その子どもの特性を理解した上で、成長に合わせて適切なサポートを行うことで、問題行動や言動の多くは改善することができます。

ADHDには薬が効く場合も

ADHDの場合、薬物治療を行うことで症状が改善される場合があります。ADHDの治療用に保険適用が認められているのは、コンサータとストラテラという薬です。コンサータはADHD特有の不注意、多動性、衝動性を抑える作用があり、ストラテラは集中力を高めて段取りや時間概念を改善させる効果があります。

どちらがどう効くかは個人差がありますが、正しく活用することで子どもの力を伸ばす手助けになります。

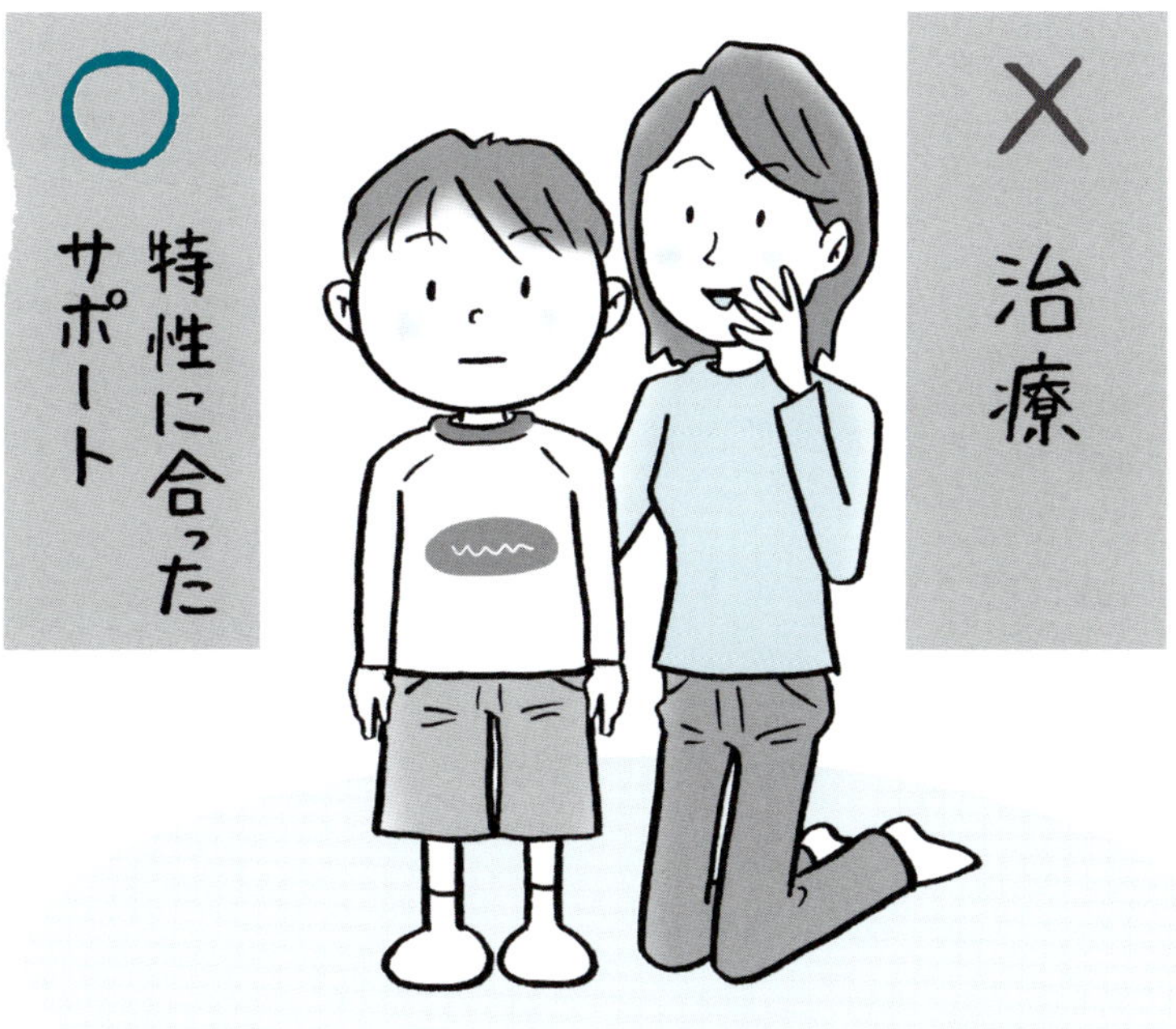

どこに相談したらいいの?

子どもの日々の様子を見ていて、「なにか変だな」と思ったら、できるだけ早く児童相談所や保健所・保健センター、医療機関などに相談に行きましょう。

公的機関を積極的に利用しよう

もし、子どもに発達障害があったなら、さまざまな支援が必要です。そうした支援を保護者だけで行うのは、現実的にむずかしいといえます。子どもの日々の行動や言動に発達障害のサインが見られ、「なにか変だな」「もしかしたら……?」と思ったら、子どもの支援を行っている公的機関を積極的に利用しましょう。

小学校入学前なら、各市町村にある児童相談所、保健所や保健センターに相談してみましょう。児童相談所は、子どもについてのさまざまな相談を受けているほか、発達障害の専門医と連携している相談所では、必要に応じて医療機関につないでくれます。また、各都道府県には発達障害者支援センターが設置されており、定期的に発達相談や二次健診、指導やアドバイスを行っています。まずは電話で相談してみるといいでしょう。

小学生や中学生の場合は、児童相談所のほかに各都道府県にある精神保健福祉センターがあります。精神保健福祉センターでは、子どもの発達や行動面の問題、家庭内暴力、引きこもり、精神障害など心の健康相談もすることができます。

また、学校内に支援体制をつくってもらうこともできます。特別支援教育コーディネーターの役割を担う先生に相談してみましょう。特別支援教育コーディネーターは、校内委員会と相談して、医療機関や福祉機関、専門家の紹介や調整など行います。小学校入学後なら、積極的に活用してみましょう。

まず保護者だけで相談に行ってもいい

公的機関や専門機関に相談に行こうと思っても、子どもが一緒に行くのを嫌がることがあります。そうした場合には、ほとんどの機関が保護者だけでも相談を受けつけてくれます。子どもを無理やり連れて行こうとせず、まずは保護者だけで相談に行ってみましょう。

そのあとで、どんなところか、何をするところなのかを子どもに説明し、子どもの不安を取り除いてあげることも大切です。施設の写真やパンフレットを見せたり、カレンダーに印をつけるなどして、子どもの不安をとりのぞき、安心して一緒に相談に行くことができるように工夫してみましょう。

相談できる公的機関

児童相談所

各市町村に設置してあり、18歳未満の子どもに関するさまざまな相談に応じる機関です。教育や生活全般、子どもの発達状況や障害に関する悩みなどに幅広く対応しています。

保健所・保健センター

地域の保健所や保健センターでは、子どもの発達の相談にのっています。乳幼児期だけでなく、学童期でも相談できます。

発達障害者支援センター

発達障害児（者）への支援を総合的に行う専門機関です。保健、医療、福祉、教育、労働などの関係機関と連携し、発達障害児（者）と、その家族からのさまざまな相談に対応し、指導と助言を行っています。

精神保健福祉センター

心の健康相談（引きこもりや精神障害など）の窓口で、各都道府県に一つ以上設置されています。

大学の研究室に併設された総合相談センター

発達障害に関する相談窓口を持っている大学もあります。

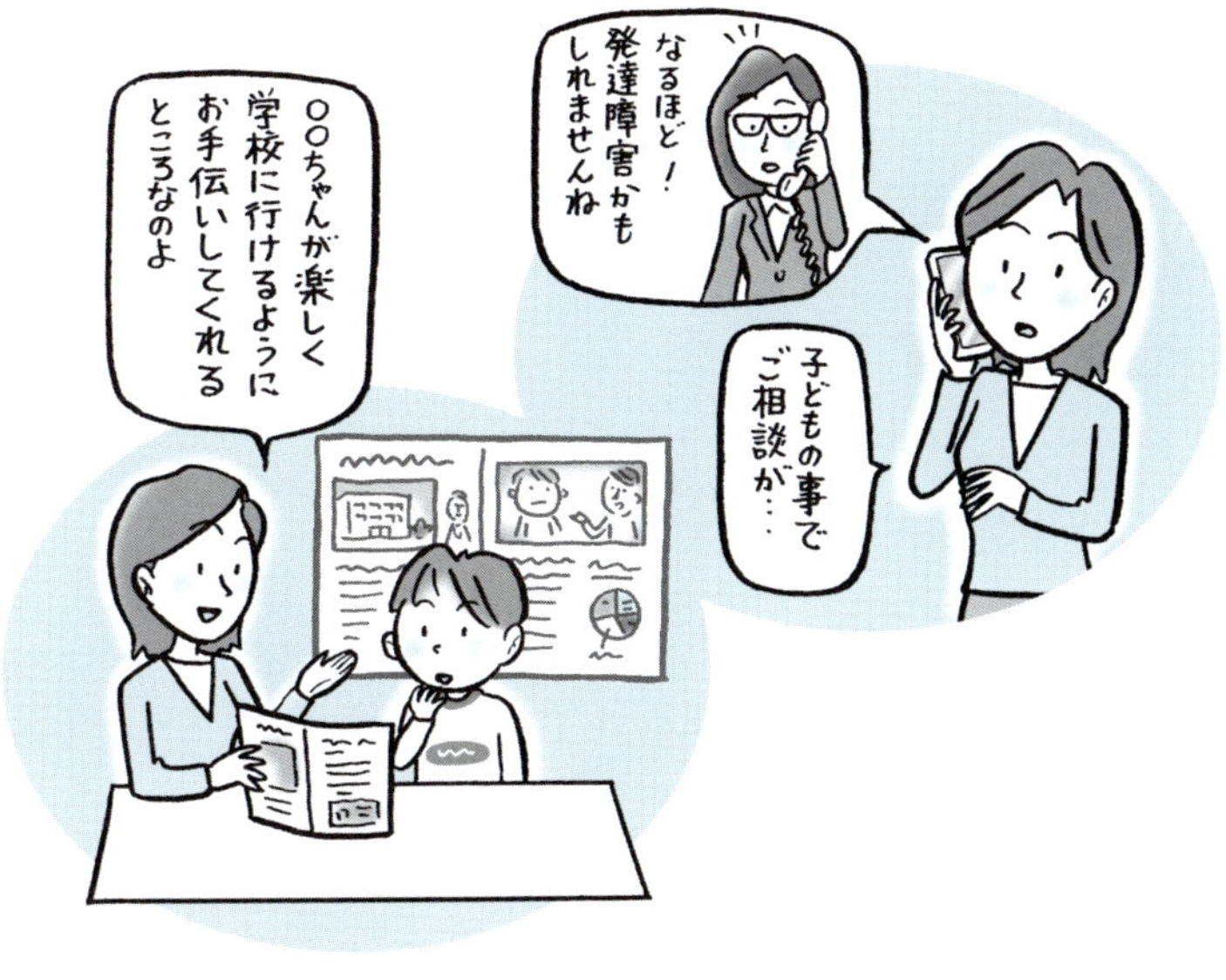
なるほど！発達障害かもしれませんね
子どもの事でご相談が…
○○ちゃんが楽しく学校に行けるようにお手伝いしてくれるところなのよ

診察を受けるときの注意点は？

子どもが発達障害かもしれないと思ったときは、4～5歳くらいまでに医療機関を訪ね、医師の診察を受けることを検討しましょう。

医療機関を受診するときは

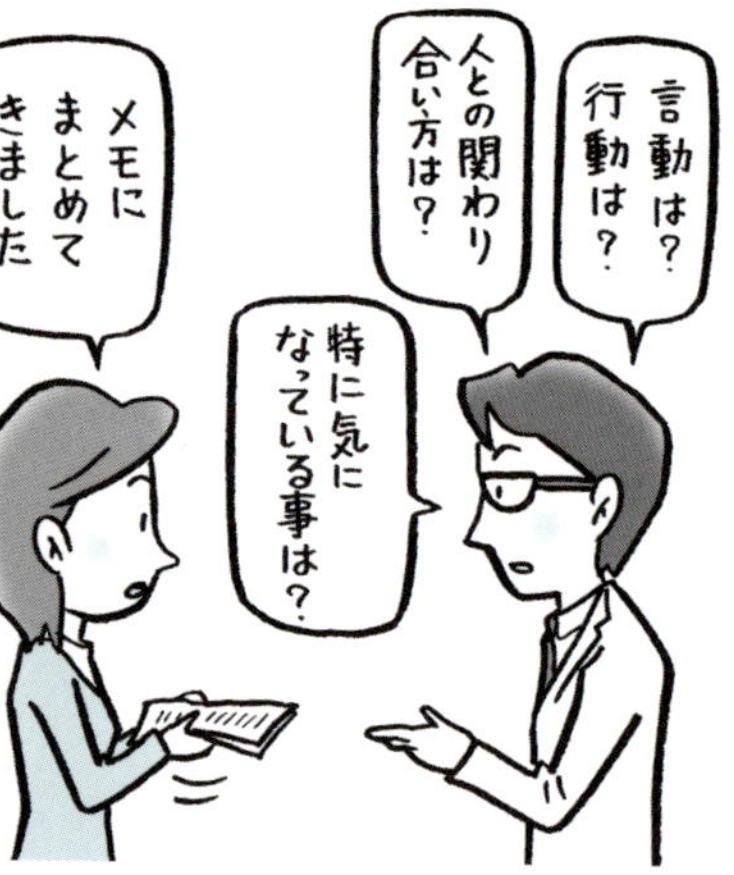
言動は？
行動は？
人との関わり合い方は？
特に気になっている事は？
メモにまとめてきました

子どもに発達障害の特性を示す言動や行動が見られたら、4～5歳くらいまでに医療機関で診察を受けるといいでしょう。問題ないと判断されれば安心できます。問題があると判断されても、小学校入学前に集団生活に適応できるようにサポートしたり、学習に必要な基礎的能力について対応策をとっておくことができます。

初めて子どもを連れて診察を受ける際、「障害かどうかをはっきりさせよう」と気負わないことが大切です。日ごろ気になっていることや不安な点を医師に相談してみるくらいのつもりで臨みましょう。

診察の際に医師がいちばん見たいのは、名前を呼んだときに振り返るか、どれくらい話せるか、あるいはどんなことを話すか、お母さんやほかの人とどのように関わるか、などです。そうした行動や言動の観察を通じて、発達障害の診断基準となる言葉の発達や社会性などを判断していきます。

とはいえ、診療時間は限られているので、医師が子どもの特性をすべて把握することはできません。そこで受診の際には、子どものことをもっともよくわかっている保護者が、前もって子どもの言動や行動で気になる点を書き留めておいたメモなどを持参し、それを医師に伝えるようにするといいでしょう。また、幼稚園や保育園、小学校の先生から、園や学校における子どもの様子を聞いておいて、それを伝えるのも非常に役立ちます。園や学校との連絡ノートや、乳幼児健診の結果などがあれば、それも持って行ってみましょう。

どんな医療機関を訪ねたらいいか

発達障害の可能性を考えて医療機関を受診する際、子どもなら、専門外来のある小児科、脳神経小児科、児童精神科などを受診します。また大学病院や総合病院では、小児科の中に「思春期外来」という特別な外来を設置しているところもあります。18歳以上の場合は、一般的に精神科や心療内科などで受診することができます。

発達障害を専門に扱う医療機関は、ほかの病気と比べて多いとはいえないのが現状ですが、発達障害者支援法の施行により年々増えています。どういうところに行けばいいかわからないときは、インターネットを利用して近隣の医療機関の情報を収集したり、地域の保健所や保健センター、児童相談所、かかりつけの小児科医、発達障害者支援センターなどに相談して、紹介してもらいましょう。

医療機関を受診するときに持って行くと役立つもの

- 母子手帳
- 乳幼児健診などの検査結果
- お母さんの育児日記
- 日ごろの子どもの様子を撮影した動画
- 日ごろの子どもの言動や行動で気になっていることを書き留めたメモ
- 幼稚園や保育園、学校の先生との連絡ノート
- 事前にかかりつけの小児科医に相談している場合は、小児科医からの紹介状
- 医師の説明を書き留めておくための筆記用具　など

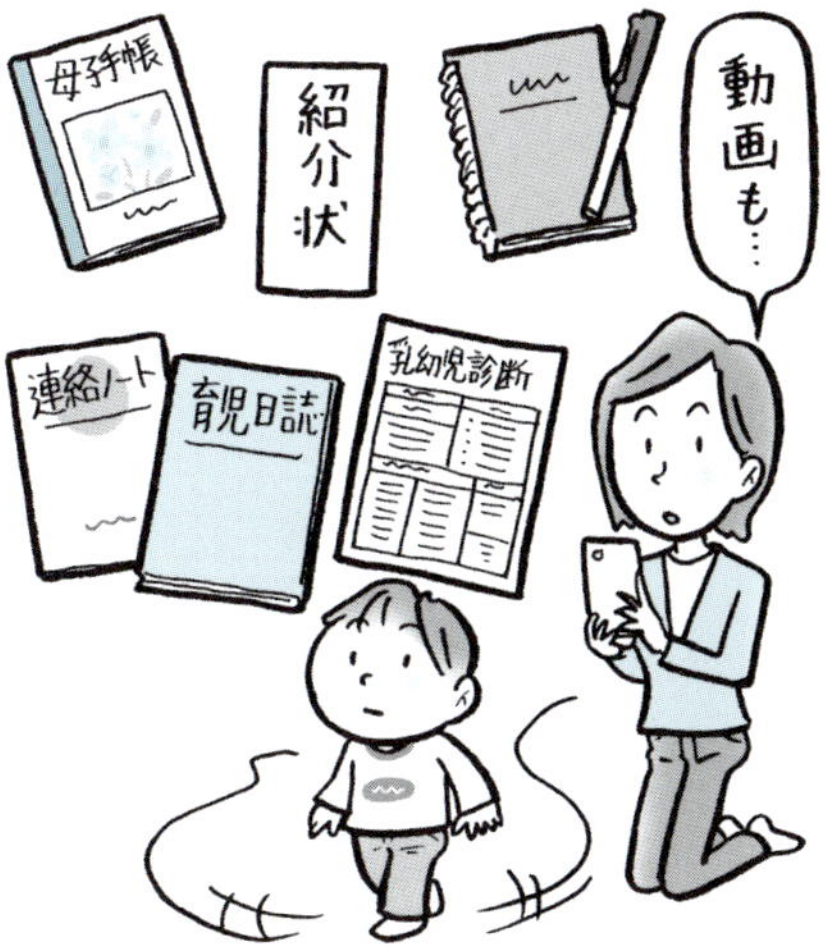

どんな診察をするの？

発達障害を診察するときは、一般的な病気とは異なり、子どもとの対話、行動観察、親からの聞き取りなどが中心となります。

まずは問診と行動観察を行う

発達障害の診断では、子どもの特性によると考えられる行動や言動などについて、医師による問診や行動観察が行われます。

問診では、誕生から現在までの「社会的なやりとり」「コミュニケーション」「言葉の発達」、1歳6カ月健診や3歳児健診での様子や結果、幼稚園や保育園、小学校での様子などについて確認します。

子どもがまだ小さくて医師からの質問などにうまく答えられないときは、保護者からふだんの様子や気になる点について、具体的な聞き取りを行います。

行動観察では、子どもを自由に遊ばせて、その様子や行動パターンをチェックします。

そこから得た子どもの情報をもとに、発達検査や心理検査、必要に応じて合併症の検査などを行います。その結果から、「DSM-5」（※P26参照）や「ICD-10」などの診断基準にどの程度あてはまっているか、日常生活や社会生活に支障のある不適応を起こしていないかどうかなどを総合的に判断して、診断がなされます。

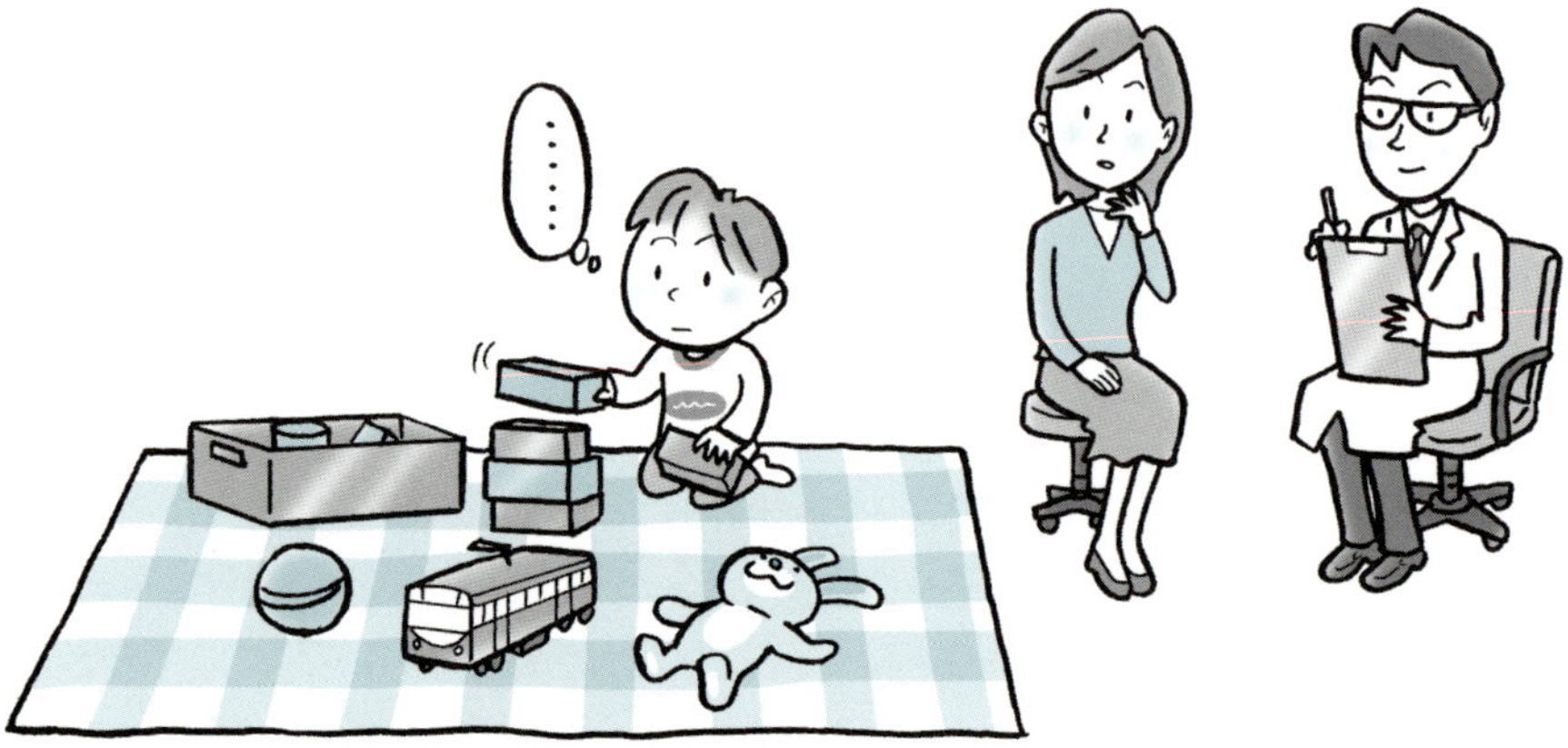

発達障害の検査の流れ

問診・行動観察

●問診

生まれてから現在までの「社会的なやりとり」「対人コミュニケーション」「言葉の発達」、1歳6カ月健診や3歳児健診での様子や結果、幼稚園や保育園、小学校での様子などについて問診を行います。子どもが小さい場合は、保護者に聞きます。

●行動観察

子どもを自由に遊ばせて、その様子や行動パターンを注意深く観察します。

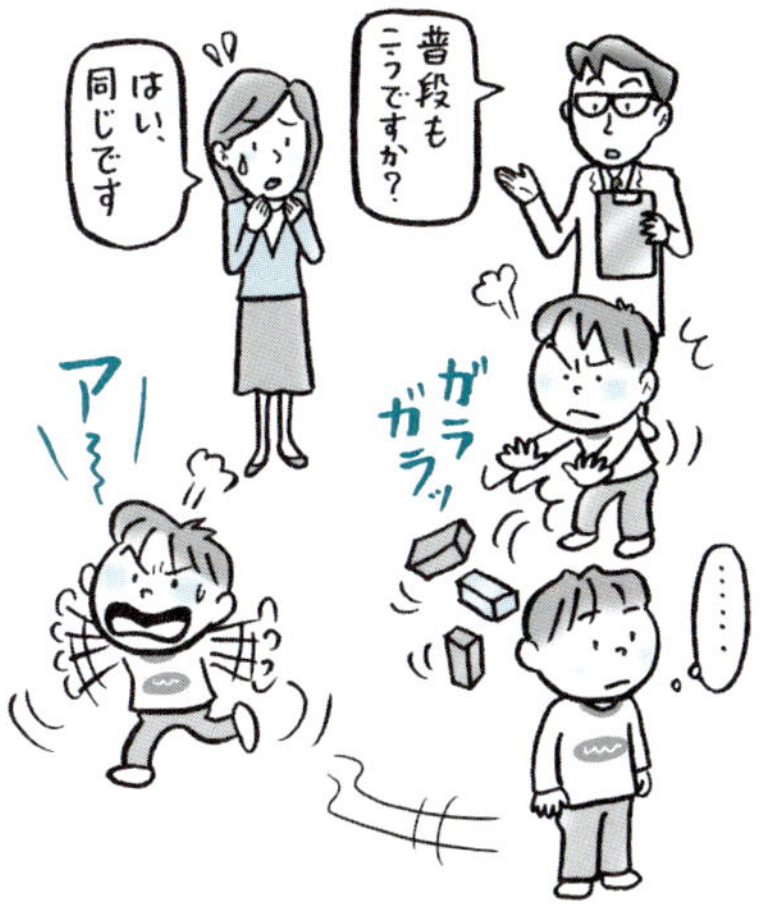
普段もこうですか？
はい、同じです
アー
ガラガラッ
……

発達検査

子どもの心や体の発達の度合いを調べる検査です。どのような発達の特性があるか、どんなことが困難なのかを客観的に判断します。

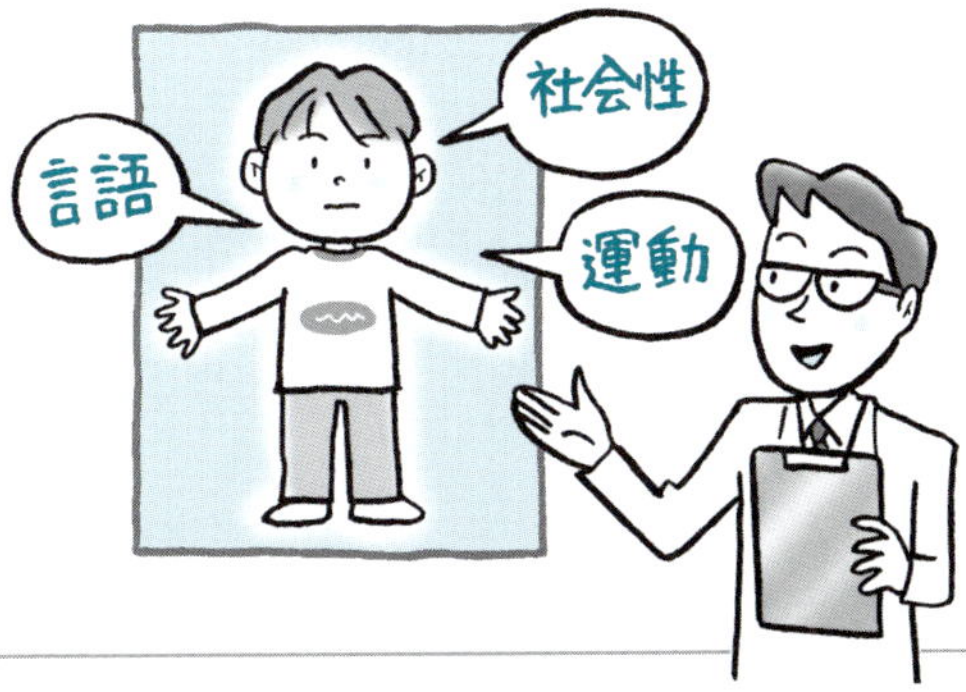
言語
社会性
運動

合併症を診断する検査

発達障害には、知的障害やてんかん、感覚の過敏性、鈍麻など、さまざまな合併症をともなう場合があります。合併症があるかを評価した上で、行うことの多い検査です。

●知能検査

心理検査の一つ。精神年齢、知能指数（IQ）、知能偏差値などで測定。これにより、発達障害と知的障害が合併しているかどうか調べます。

●脳波検査

発達障害は、てんかんと合併するケースもあります。必要に応じて、脳の疾患や異常の有無をＣＴやＭＲＩ、脳波検査などで調べます。

●識別のための検査

発達障害と似ている障害とを見分けるため、遺伝子検査や血液検査などを行う場合があります。精神疾患と合併していることが疑われるときは、精神病に関する検査を行うこともあります。

発達障害と診断されたら、どうすればいいの？

子どもが発達障害と診断されたら、なかなか受け入れられなかったり、絶望的な思いに駆られるかもしれません。しかし、子どもの成長には家族の理解とサポートが必要です。

子どものいいところを見つけよう

医療機関を受診して発達障害と診断されたとき、保護者が受けるショックは想像もできないほど大きいことでしょう。

診断結果に納得できずに、医療機関をいくつも渡り歩くケースも決して少なくありません。

しかし、発達障害の特性を早い時期に見極めてサポートしてあげることが、子どもの生きづらさをやわらげ、ストレスを軽減することにつながります。

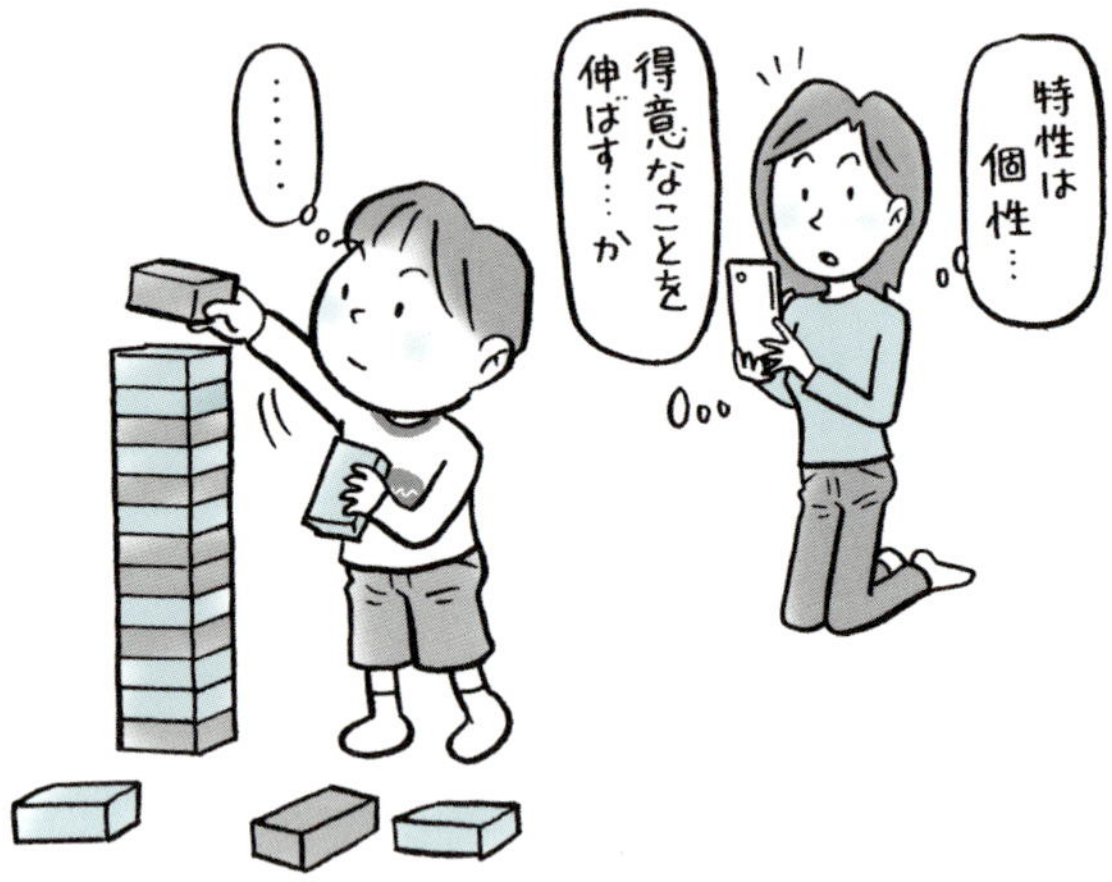

しばらくはなにも手につかないかもしれませんが、少し落ち着いてきたら前向きに考えましょう。

発達障害は病気ではなく、脳にもともとある障害なので、治ることも治すこともできません。だからこそ、その子どもが生まれ持った「個性」ととらえてみましょう。

また、一人ひとり個性が異なるように、発達障害もそれぞれ違ったあらわれ方をします。

いくつかの特性が併存しているケースもあります。ですから、すべての子どもに同じ対応が有効とは限りません。そこで子どもの特性をできるだけ客観的に見極め、それに合わせたサポートをしてあげることが大切です。

親からすれば、つい子どものできないことに目が行ってしまいがちですが、得意なこともあります。また、ある分野には飛びぬけてすぐれた才能を秘めていることもあります。そうしたところに目を向けて、できることやいいところを引き出し、伸ばしてあげることが大切です。

公的支援を利用して負担を減らそう

子どもができる限りストレスを感じないで生きていく方法を模索しながら、ともに成長するつもりで子どもと接していきましょう。

障害のある子どもを支援する、さまざまな公的機関やサービスもあります。子育てに不安やとまどいがあるときは、自分ひとりで抱え込んだり悩んだりせず、積極的に利用して負担を軽減しましょう。

各自治体では、発達障害に該当する人に「療育手帳」（自治体により名称は異なる）や「精神障害者保健福祉手帳」などを発給しています。手帳を持っていると、療育など福祉医療にかかる費用の補助、公共交通機関の割引、福祉サービスなどを受けることができます。

障害のある20歳未満の子どもを対象に、月々一定の金額を援助する「特別児童扶養手当」という制度もあります。

くわしい内容については、居住地の役所の保健福祉課や児童相談所などで聞くことができます。

【利用できるおもな公的援助】

◆療育手帳制度
（都道府県により「愛の手帳」「みどりの手帳」など名称が異なる）

知的発達に遅れがあり、社会生活の適応がむずかしい人が対象です。1～5年の更新制。子どもの発達の程度によって、受給基準の該当からはずれることもあります。

◆精神障害者保健福祉手帳制度

精神障害があり、長期にわたって日常生活や社会生活に制約がある人が、福祉の援護を受けやすくすることを目的に交付されます。

◆特別児童扶養手当制度

身体障害や精神障害がある20歳未満の子どもを育てている人を対象に、月々一定の手当を支給する制度です。障害の程度により1級と2級に分かれています。

早めに気づいて、早めに支援を考える

発達障害は、3~5歳くらいまではなかなか確定診断ができないといわれています。しかし、特性の一部は赤ちゃんのころからあらわれてくることが少なくありません。

発達障害のサインを見逃さないで

発達障害の場合、はっきりとあらわれていなくても、生まれながらに特性を持っています。赤ちゃんの様子や反応を注意深く観察しましょう。

たとえば、ASDの子どもを持つお母さんに、その子の赤ちゃんだったころの様子を聞くと、「人見知りをしない子だった」「夜泣きをしない子だった」というように、手がかからなかったという声が少なくありません。反対に、「いくらあやして

それぞれの年齢で見られる発達障害のサイン

生後すぐ~1歳

ASD

★人見知りをしない
★夜泣きをしない
★一人で寝かされていても平気
★話しかけても目を合わせない
★あやしても笑わない
★抱っこされるのを嫌がる
★お母さんの後追いをしない

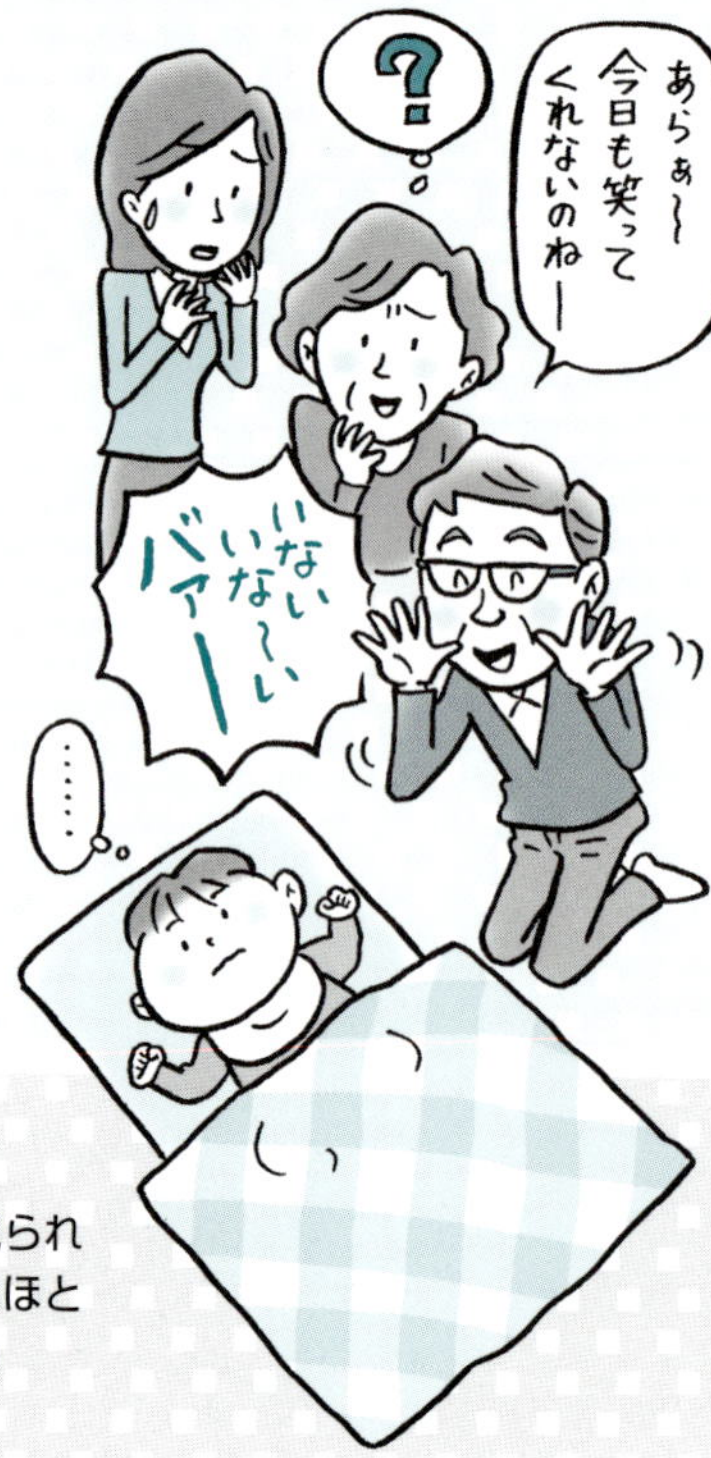
?
あらぁ~ 今日も笑ってくれないのねー
いないいな~いバアー
……

ADHD

★特性が見られることはほとんどない

も泣きやまなかった」「特定のおもちゃにしか興味を示さない子だった」など、困った点をあげる声もあります。

　発達障害の特性は、その子の個性でもあるので、あらわれ方はそれぞれに違います。しかし、いくつかの傾向はあるので、もし、子どもの行動や言動で気になるところがあれば、できるだけ早く保健所や児童相談所に相談したり、医療機関を受診するなどしましょう。

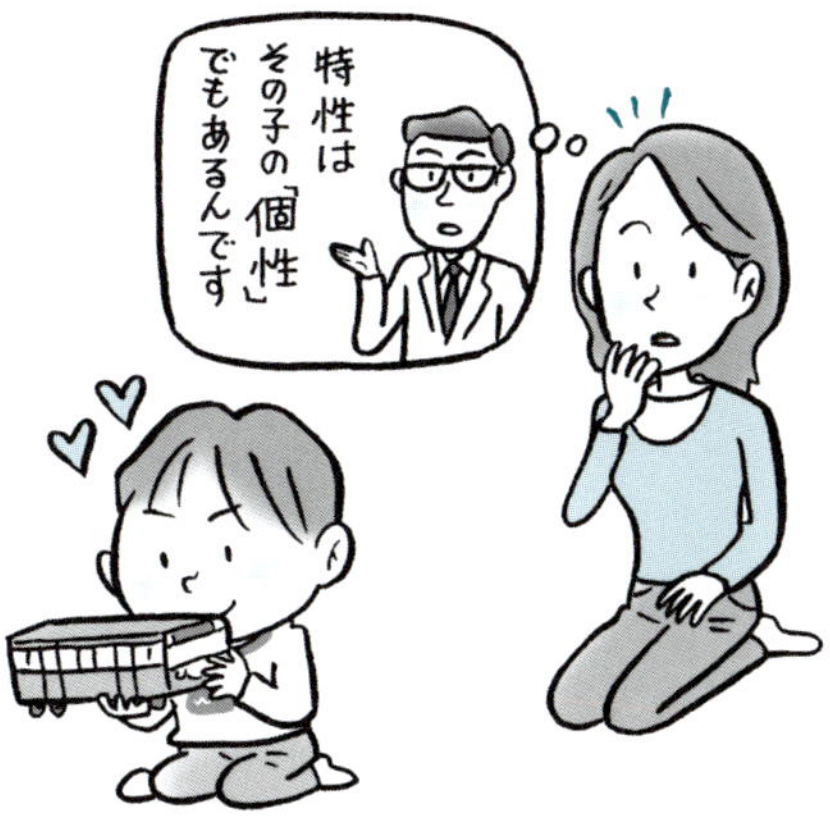
特性は
その子の「個性」
でもあるんです

2〜3歳ごろ

ASD

- ★なかなか言葉が出ない
- ★だれかと一緒に遊ぶよりひとり遊びを好む
- ★おもちゃなど一つのものに執着する
- ★名前を呼んでも反応しない
- ★視線を合わせない
- ★一人にされても泣かない
- ★眠らない
- ★偏食が激しい

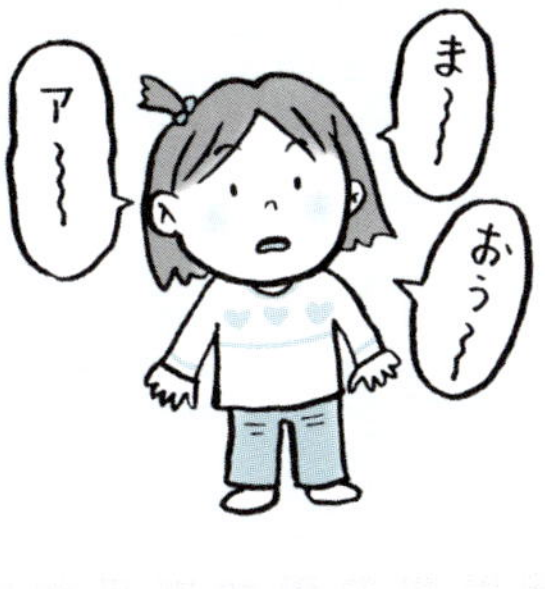
ま〜
ア〜
おう〜

ADHD

- ★何度注意しても言うことをきかない
- ★とにかく落ち着きがない
- ★動き回る

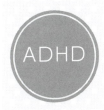

3〜4歳ごろ

ASD

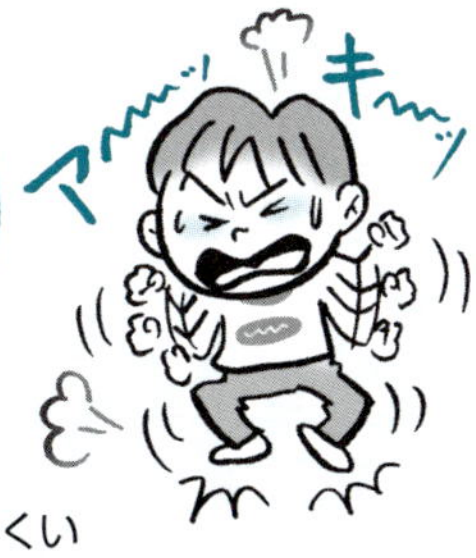
ア〜ッ
キ〜ッ

- ★言葉を覚えない
- ★会話が成り立ちにくい
- ★他人との感情の交流がない
- ★いろいろなものにこだわりがみえる
- ★ものごとを行う手順にこだわりがみえる
- ★なにかというとかんしゃくを起こす
- ★かんしゃくを起こすとおさまりにくい

ADHD

- ★しつけができない
- ★じっとしていない
- ★興味の対象がくるくる変わる

※特性のあらわれ方は、人によって千差万別です。まったくあてはまらない場合もあります。

発達障害の診断基準「DSM-5」ってどんなもの？

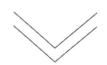

「DSM」は、アメリカ精神医学会が作成する、精神疾患や精神障害を診断するための基準をまとめたマニュアルです。もとはアメリカの精神科医が使用することを想定してつくられたものですが、現在では、国際的な診断マニュアルとして広く使用されています。

初版の「DSM-Ⅰ」は1952年に出版され、その後数回にわたって改訂されました。現在は2013年に公開された「DSM-5」(第５版)が使用されています。「DSM-Ⅳ」(第４版) から大きく変わった点は、「自閉症スペクトラム障害 (ASD)」という概念が導入されたことです。それまでASDは、自閉性障害、アスペルガー障害、広汎性発達障害などに分けてとらえられていましたが、「DSM-5」ではこれらは別々のものではなく、連続した障害であるという見方を採用しました。そのため、ある特性が診断項目に「あてはまるか・あてはまらないか」ではなく、「どの程度あてはまるか」を判断することに重点が置かれています。

第2章

LDの基本的な特性［六つの能力の障害］

LDとは、英語のLearning Disabilities(ラーニング・ディスアビリティーズ）の略で、日本では「学習障害」と訳されます。知能全般は正常であっても、「聞く」「話す」「読む」「書く」「計算する」「推論する」の六つの能力の一つ以上の習得や使用に障害がある状態をいいます。

六つの能力の障害

「聞く」ことの障害

LDには、ざわざわした場所で話を聞いたり、発音の似ている言葉を聞き分けたりすることが苦手という特性があります。

特性① 会話の内容が理解できない

人が話していることが理解できないまま、会話に参加していることがあります。話の内容を記憶するのも苦手です。ただし、文字で書くと理解できることもあります。

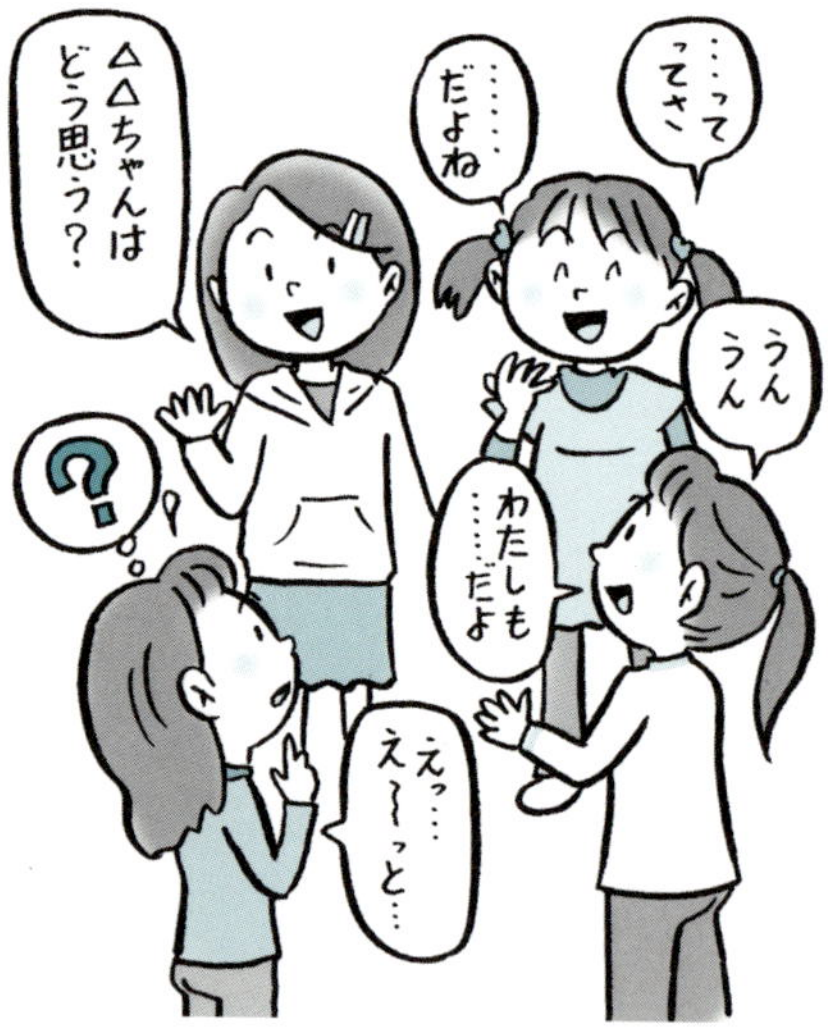

特性② 文章の聞き取りができない

本や教科書などに書いてある文章を読んでもらっても、聞き取ることができないというケースがあります。

特性③ 書き取りが苦手

人の話を聞きながら、それを文章におこしたり、書き取ったりすることが苦手です。ただし、「あした、三角定規が必要」と言うのではなく、「あしたは三角定規を持ってきてください」というように、はっきりと意味のわかる言い方をすると書ける場合もあります。

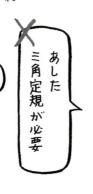

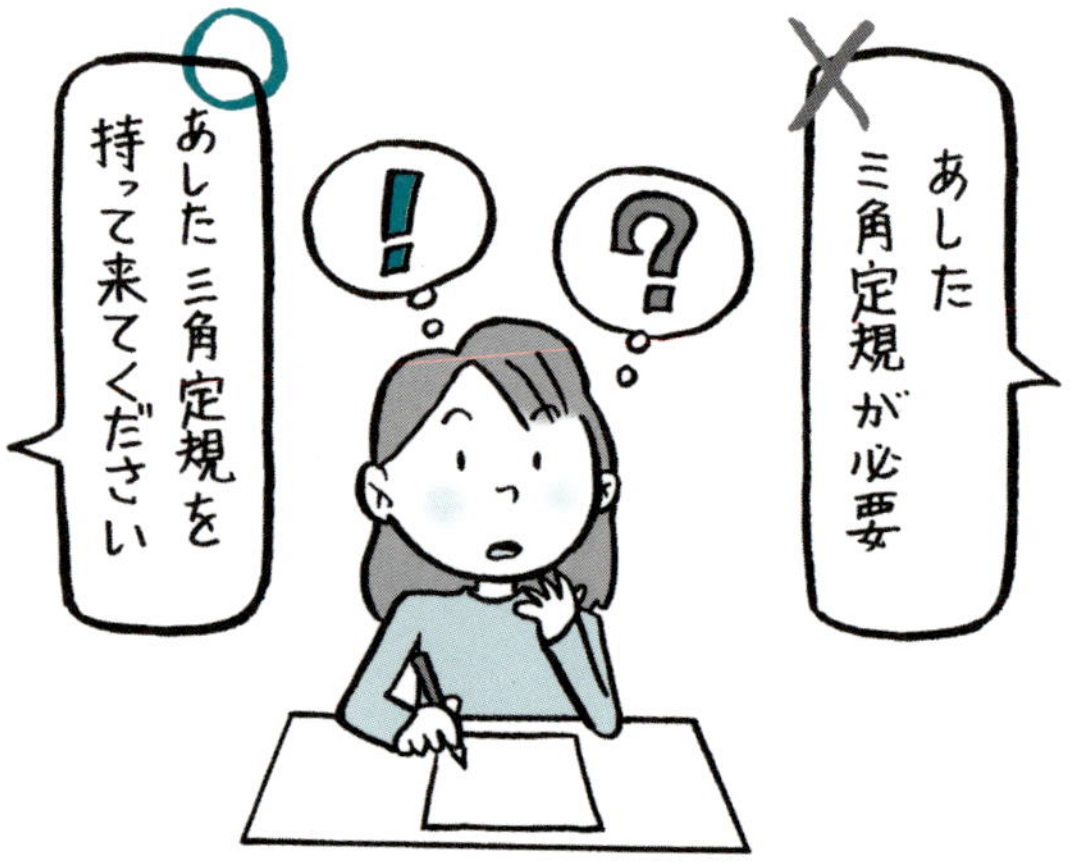

特性④ 単語の聞き誤りが多い

「クラス」と「カラス」、「スカート」と「スケート」などのように音が似ている単語を聞き誤ったりします。また、「しゃもじ」「しゅうてん」「びょういん」など、拗音《ようおん》が入った単語が理解しにくく、聞き誤ることがあります。

特性⑤ 長い話をじっと聞いていられない

長い話を聞くことをいやがる傾向があります。短い話ならきちんと聞いていられるのに、話が長くなると集中できなくなってしまうためです。

特性⑥ 言葉を復唱できない

人の話がうまく聞き取れないので、話された言葉を繰り返し話すことが苦手です。また、「今日も元気に、楽しく」を「今日も楽しく、元気に」というように、音節の順番を間違えてしまうという特性もあります。

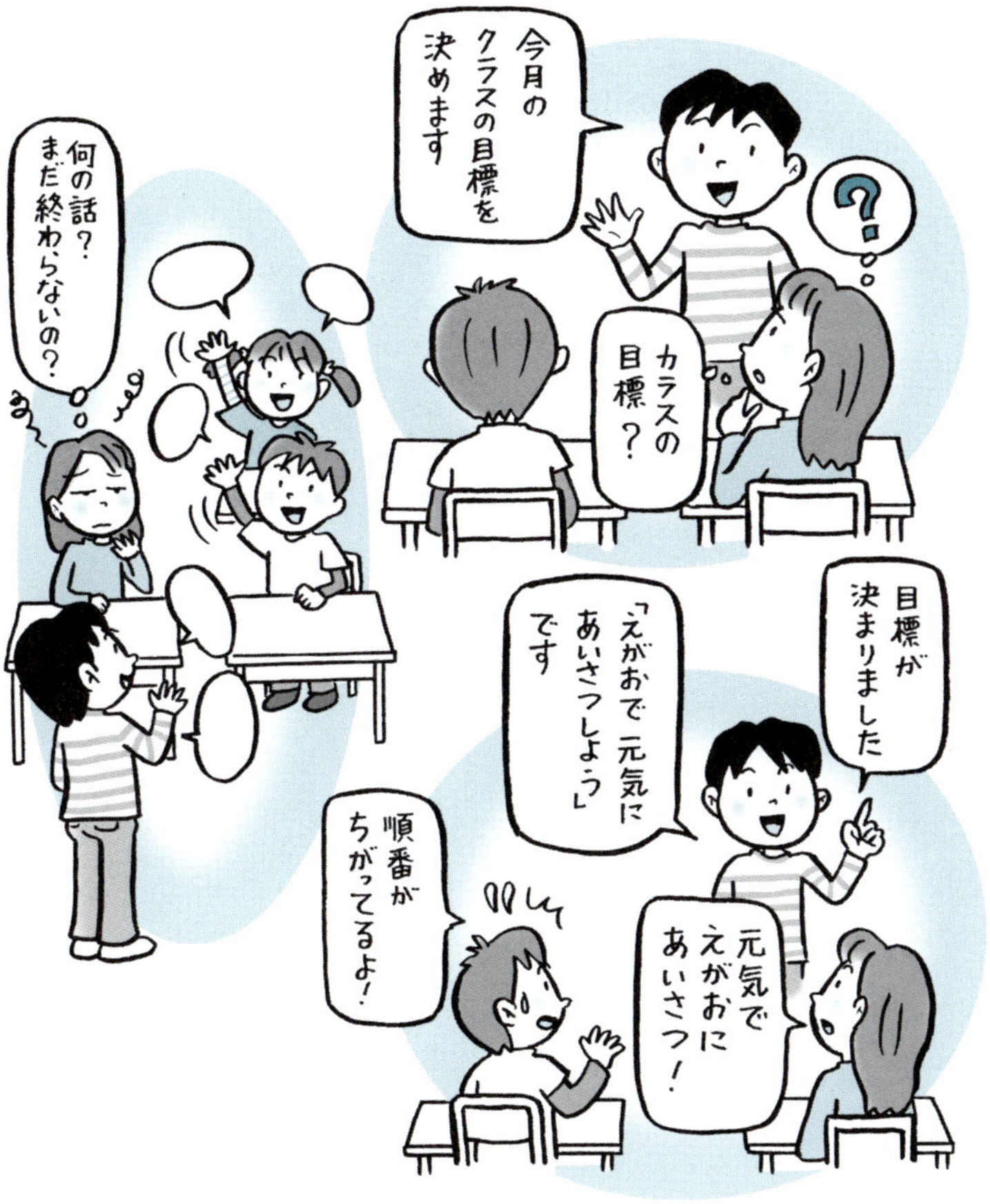
今月のクラスの目標を決めます
?
カラスの目標？
何の話？まだ終わらないの？
目標が決まりました
「えがおで元気にあいさつしよう」です
元気でえがおにあいさつ！
順番がちがってるよ！

六つの能力の障害
「話す」ことの障害

頭ではわかっているのにスムーズに口から出なかったり、言いたい言葉が頭に浮かばず「それ」「あれ」といった指示語が多くなったり、順序だてて話をすることができないといった特性があります。

特性① 筋道を立てて話すのが苦手

ある物事を頭の中では理解していても、順を追って話したり、筋道を立てて説明するのが苦手です。

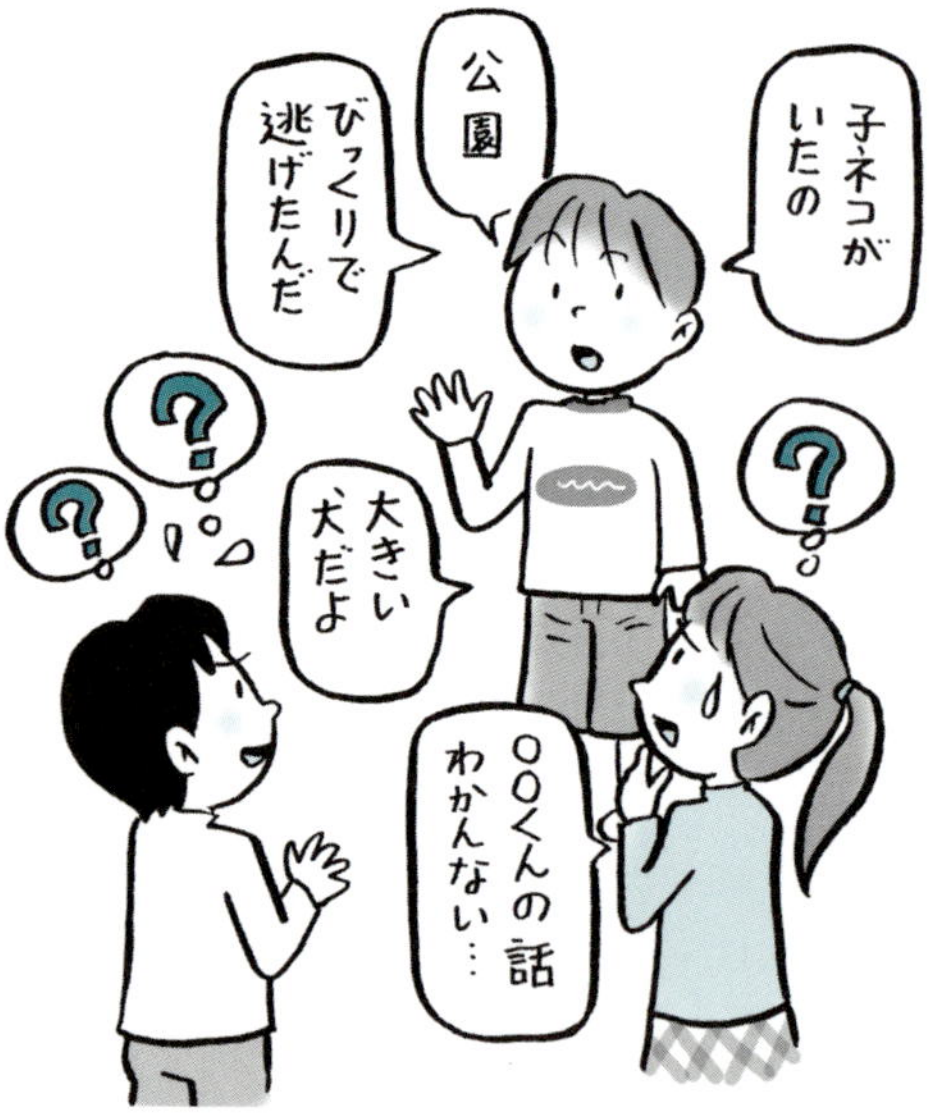
子ネコがいたの
公園
びっくりで逃げたんだ
大きい犬だよ
○○くんの話わかんない…

特性② 文章にまとめて話すことができない

単語を思いつくままに話したり、文章にまとめてから話すことができなかったり、相手に意味が伝わるように話すことが苦手だったりします。

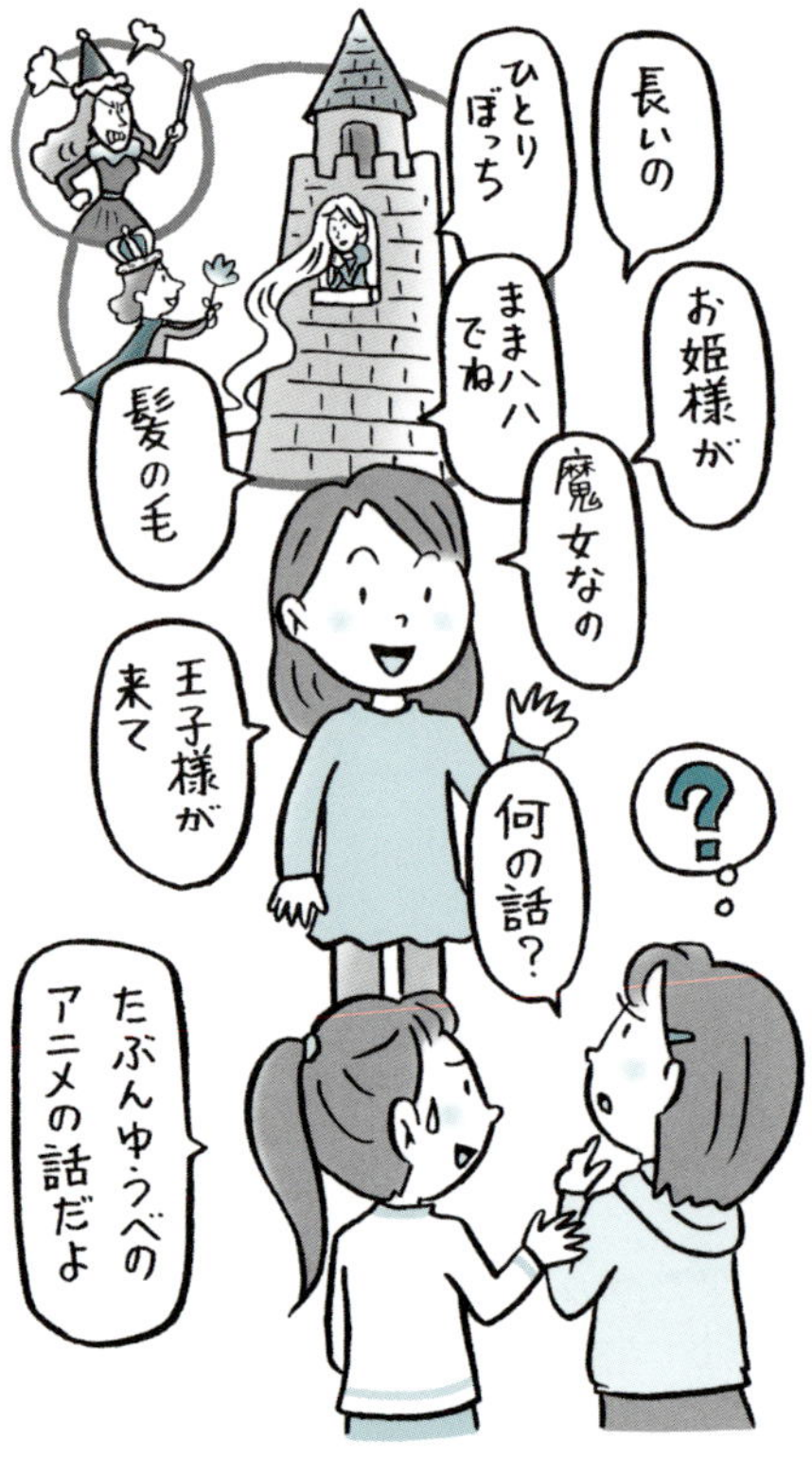
長いの
ひとりぼっち
お姫様が
ままハハでね
魔女なの
髪の毛
王子様が来て
何の話?
たぶんゆうべのアニメの話だよ

特性③ 余分な内容が混じった文章を話す

話そうとする内容とは関係のない単語や文章が混じってしまい、途中で話がつながらなくなってしまう場合があります。

特性④ 別の言い回しで話せない

「宿題は明日までに提出する」という内容を、「明日までに宿題を出す」「宿題の締め切りは明日」などと別の言い回しで話すことができません。また、年上や年下など相手によって話し方を変えることができません。

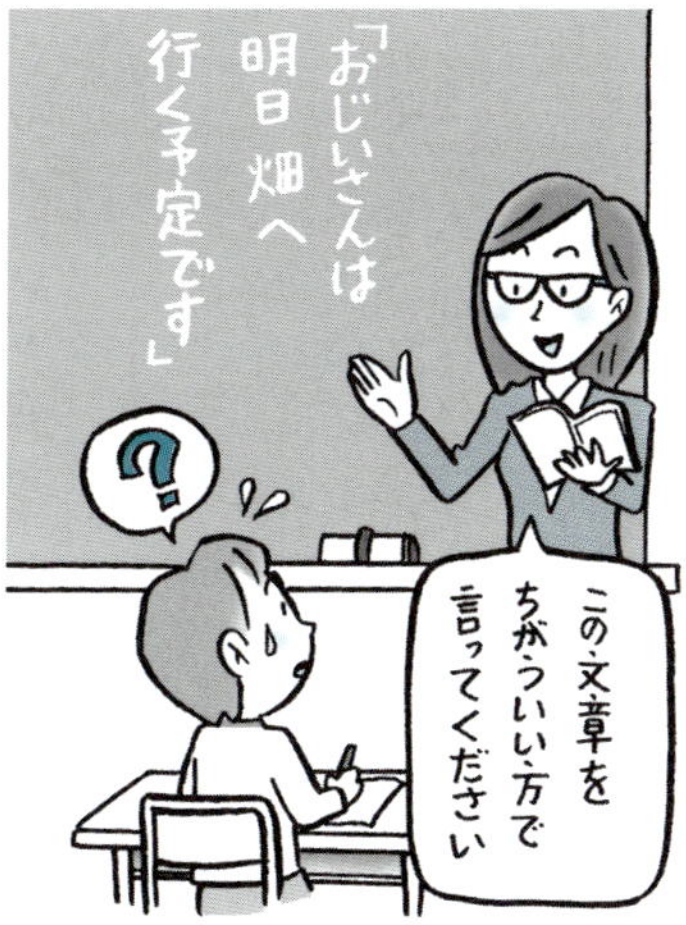
「おじいさんは明日畑へ行く予定です」
?
この文章をちがういい方で言ってください

特性⑤ 話が回りくどくなりがち

言いたいことを整理して話すことが苦手です。そのため余計なことから話し始めて話が回りくどくなったり、話が結論までいきつかない場合があります。また、話したい内容をあらわす言葉が出てこなくて、途中でだまりこんでしまうこともあります。

特性⑥ 長い文章で話すのが苦手

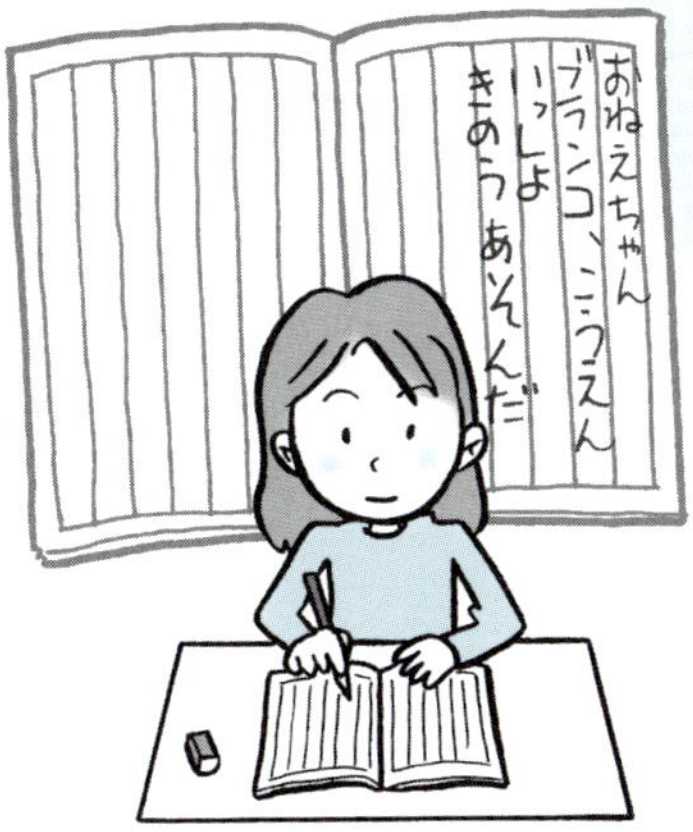
おねえちゃん
ブランコ、こうえん
いっしょ
きのう あそんだ

筋道を立てて長い文章を書くことが苦手です。そのため、「昨日、お姉ちゃんと一緒に公園のブランコで遊んで楽しかった」と話したいところを、「お姉ちゃん、ブランコ、公園、楽しかった、一緒、昨日、遊んだ」のように単純な単語の羅列になってしまう場合があります。

六つの能力の障害

「読む」ことの障害

文字を読み取ることが苦手な障害です。学習に欠かせない分野であり、欧米ではディスレクシア（失読症・難読症）ともいわれています。

特性① 文字を正しく読めない

「た」と「だ」などの似た文字を判読することが苦手で、正しく読むことができません。「や、ゆ、ょ」などの拗音《ようおん》、「っ」などの促《そく》音《おん》、「プール」「ゲーム」など音を伸ばす長音を読めない、または読み間違えやすいという特徴もあります。うまく読めないとき、途中でだまってしまいがちです。

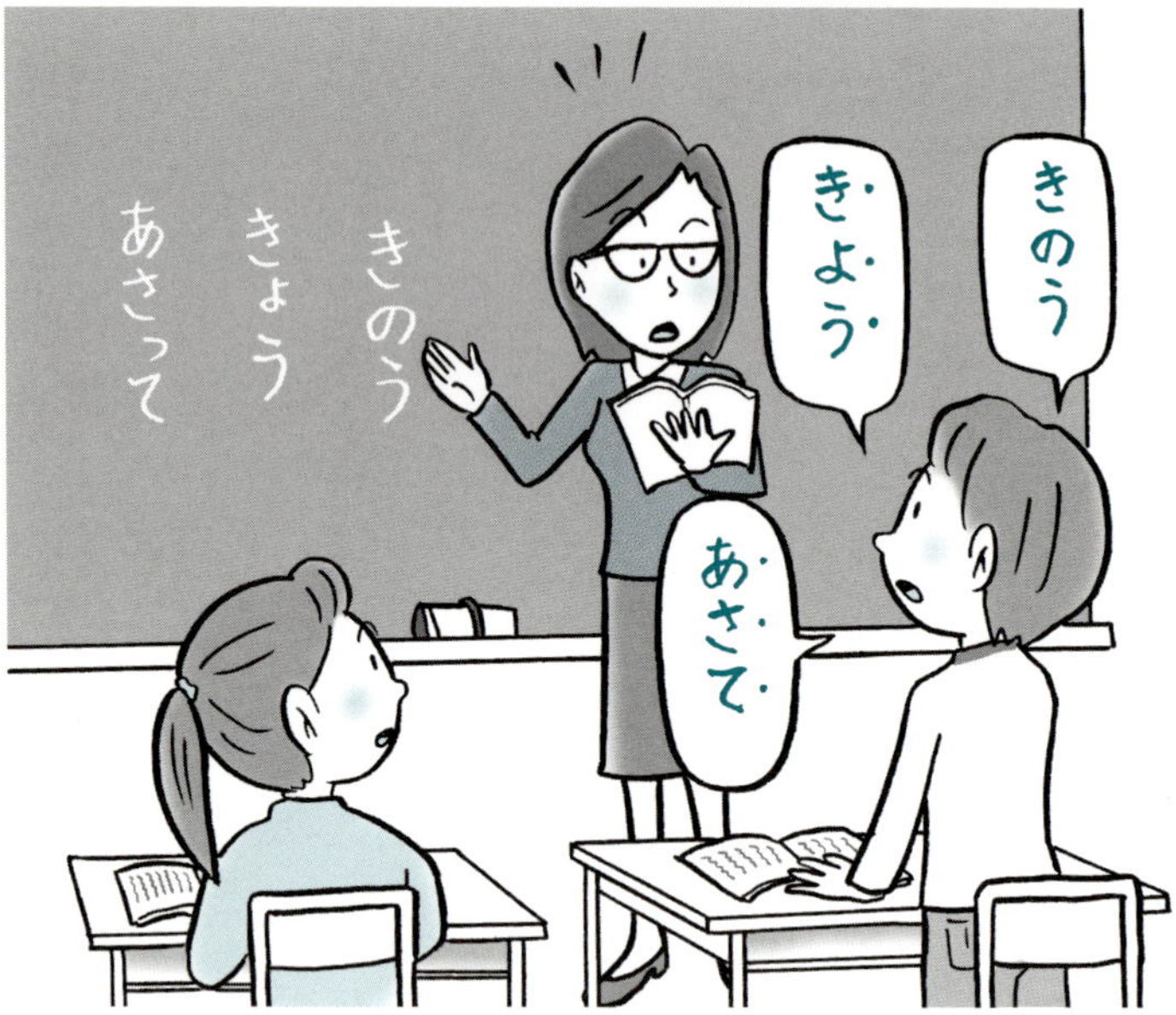

特性② 間違った発音をする

単語を判読することが苦手で、正しく発音することができません。たとえば、「読む」「読書」のように漢字の音読みと訓読みがなかなか覚えられなかったり、「とうふ」を「とふう」と読んでしまったりします。また、「自動車」を「くるま」、「学校」を「べんきょう」など、似た意味、関連した別の単語の読みをしてしまうこともあります。

特性③ 文字や単語を抜かして読む

文章を読む際、文字や単語、行を飛ばして読んでしまうことがあります。また、拾い読みしたり、たびたびつっかえたりするなど、読み方がたどたどしく、読むスピードも遅い傾向にあります。

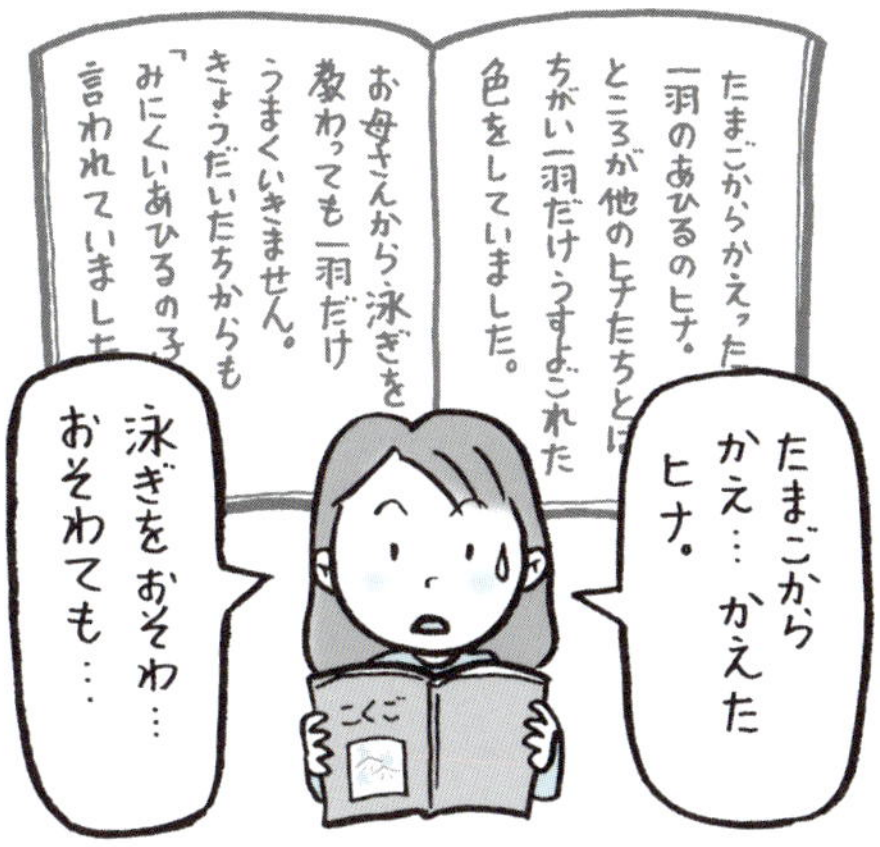

特性④ 音読はできても意味を理解していない

声に出して文章を読むことはできますが、その意味を理解することができません。ただし、声を出さずに読む（黙読）場合は理解できることもあります。

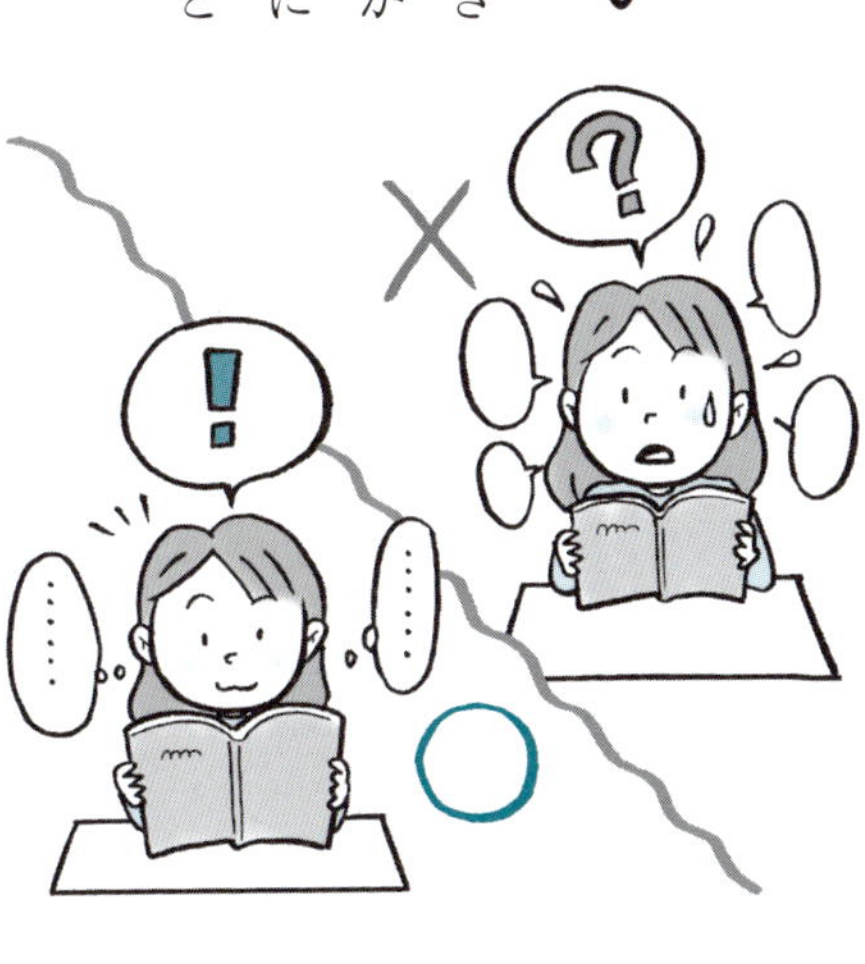

ディスレクシアとは

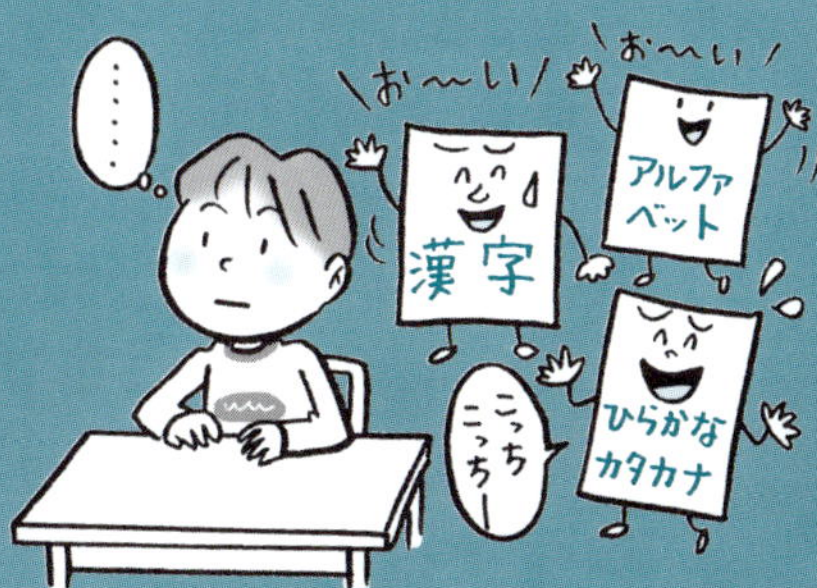

ディスレクシア（失読症・難読症）は、知的遅れがなく、会話はふつうにできるにもかかわらず、文字の読み書きがうまくいかない状態をいいます。
その初期症状として、

- 文字に関心がない
- 文字を覚えようとしない
- 本の読み聞かせは好きなのに、自分から読もうとしない

などがあげられます。

「書く」ことの障害

文字を書くことが苦手です。文字を枠の中に書く、形の似た文字の区別をつける、「っ」「ゃ」「ゅ」「ょ」の入った文字を正しく書くことがむずかしい場合もあります。

特性① 文字を正しく書けない

言葉と意味は理解しているのに、その文字を正しく書くことができません。また、ひらがなやカタカナは書けるのに漢字が書けない場合もあります。

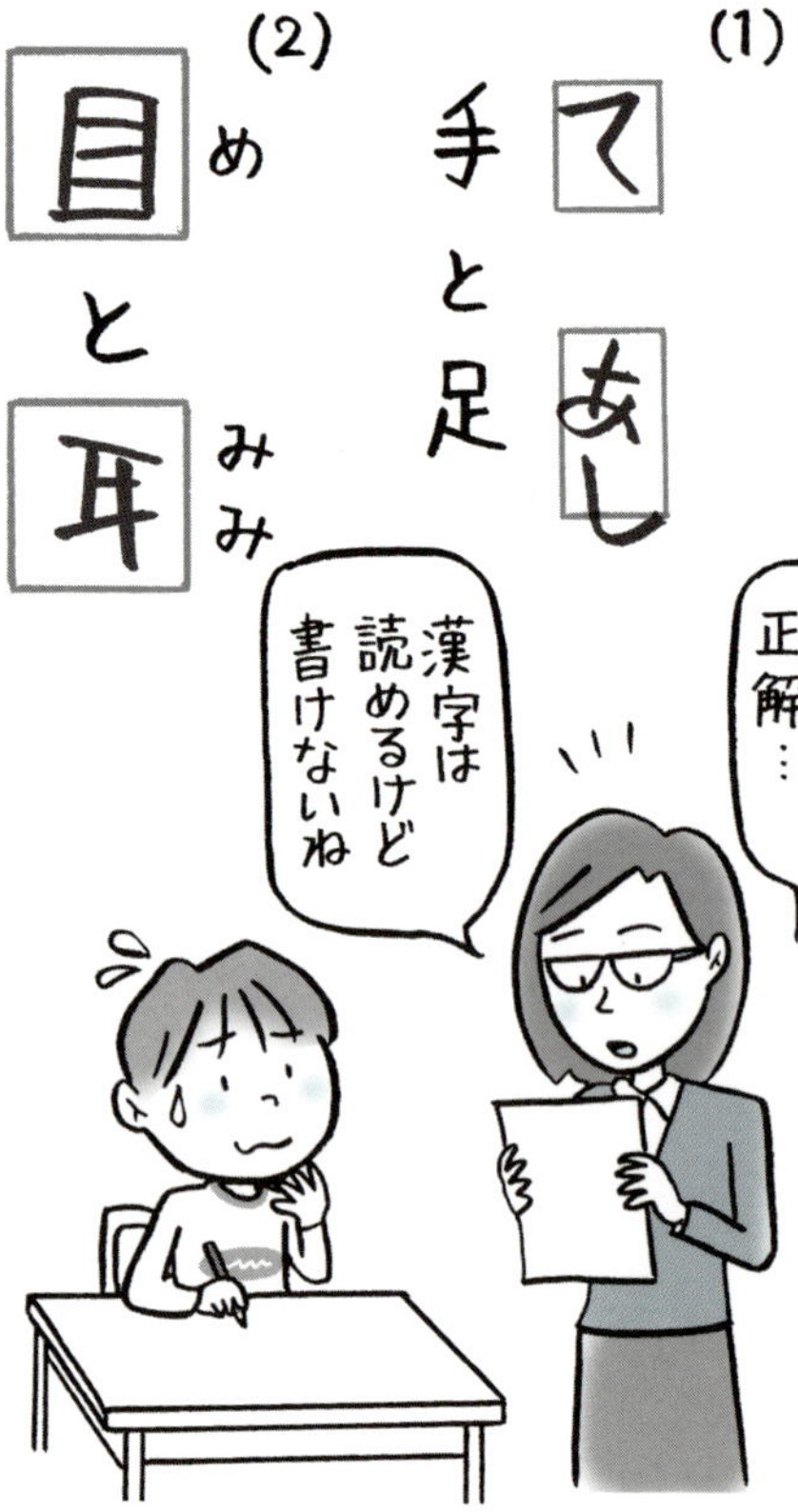
(1)
手《て》と足《あし》
(2)
目《め》と耳《みみ》
読みがなは正解…
漢字は読めるけど書けないね

特性② 漢字の「へん」と「つくり」を間違える

漢字の「へん」と「つくり」を逆に書いてしまったりします。上下はそのままで左右を反転させた鏡文字を書いたり、書き順がバラバラになるといったことも見受けられます。

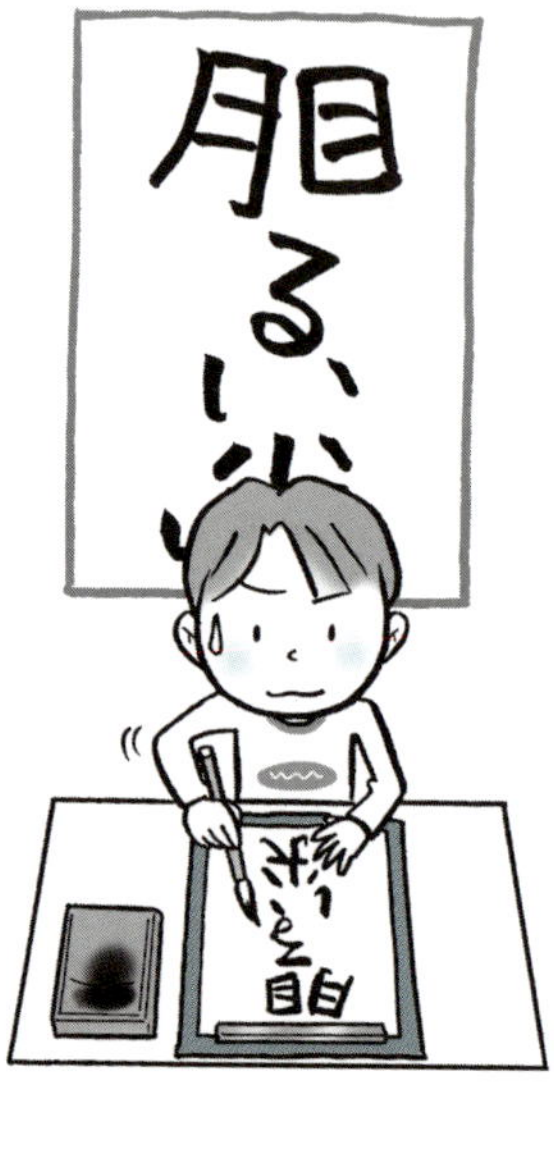

特性③ 単語が書けない

単語の意味は理解できるのに、単語を書くことができません。誤った文字が混じって書いてしまう場合もあります。また、「まぜる」と「まざる」、「しぼる」と「しばる」のように、似たような単語の区別がつかない場合もあります。

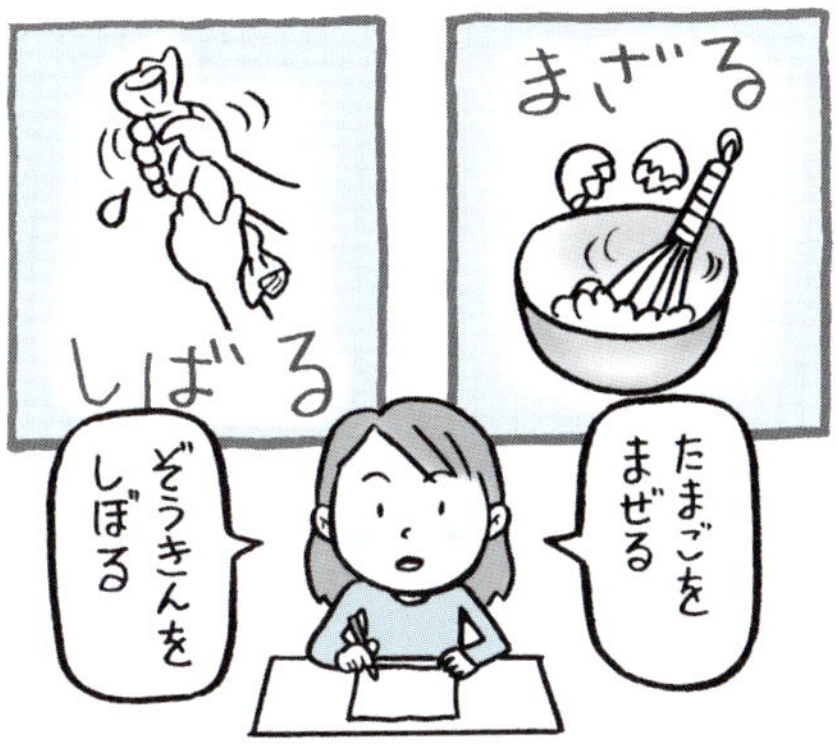
まぜる
しぼる
たまごをまぜる
ぞうきんをしぼる

特性④ 短い文章しか書けない

文字を書くことに努力がいるため、長い文章を書くことにパワーが回りません。そのため、「ケーキを食べた。おいしかった」というように、短い文章になってしまいがちです。

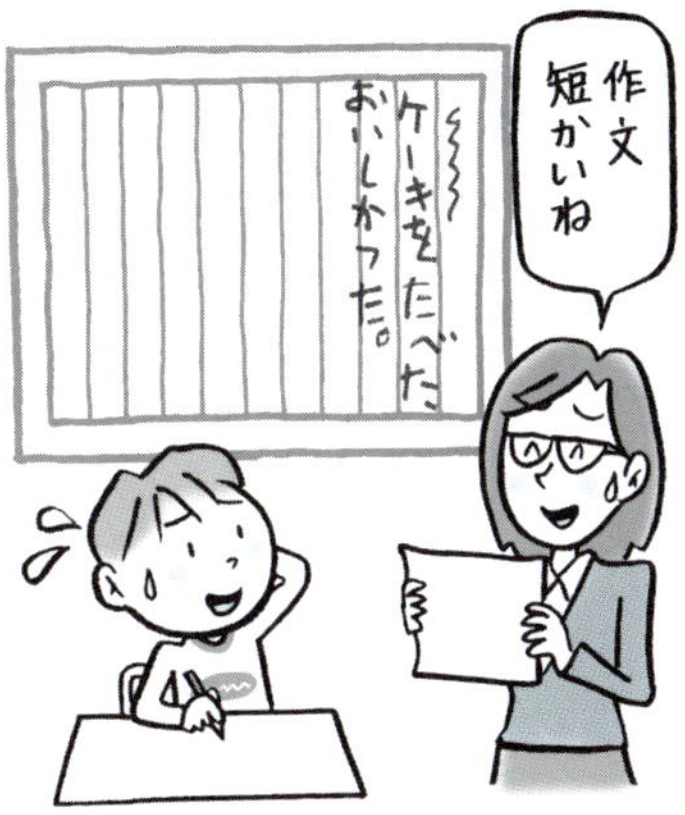
ケーキをたべた おいしかった。
作文 短かいね

特性⑤ 文法的な誤りが多い

「て」「に」「を」「は」などの文章をつなげる接続詞を使うのが苦手で、「おかあさん・にばんごはん・がつくった」というような書き方をしがちです。また、文法的に意味の通じない文章を書いてしまうこともあります。

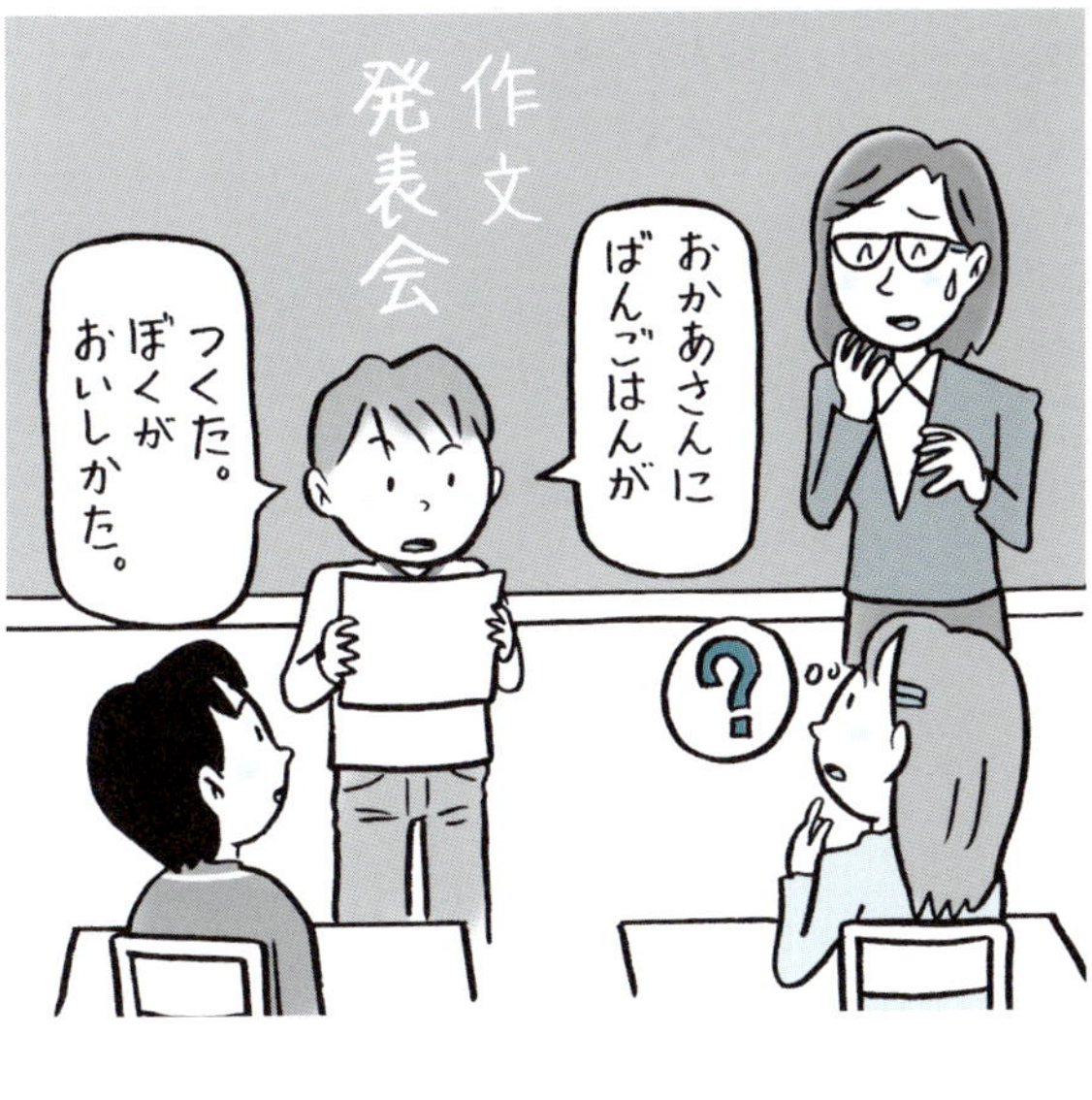
作文発表会
おかあさんにばんごはんが
つくた。ぼくがおいしかた。

六つの能力の障害

「計算する」ことの障害

やさしい足し算や引き算でも指を使わないと計算できない、「＋」「－」「×」「÷」などの数式記号が理解できないといった特性があります。

特性① 数字の位取りが理解できない

数字の位（けた）が理解できません。そのため、二けた以上の計算をする際に、どの数とどの数を足したり引いたりすればいいかわからなくなってしまいます。

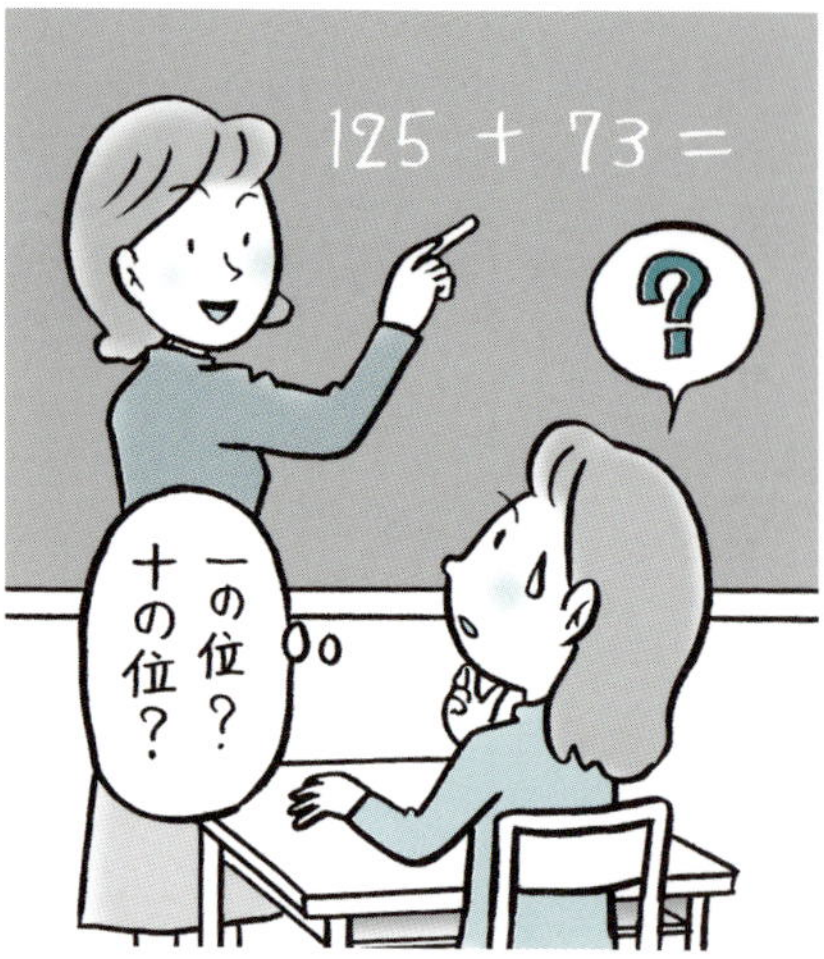
125 ＋ 73 ＝
?
一の位？
十の位？

特性② 繰り上がりや繰り下がりがわからない

数字の繰り上がりや繰り下がりが理解できません。数字は1～9となり、繰り上がりで10と0から始まるという概念が理解できないことも多く、計算ができない場合があります。

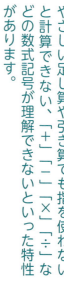

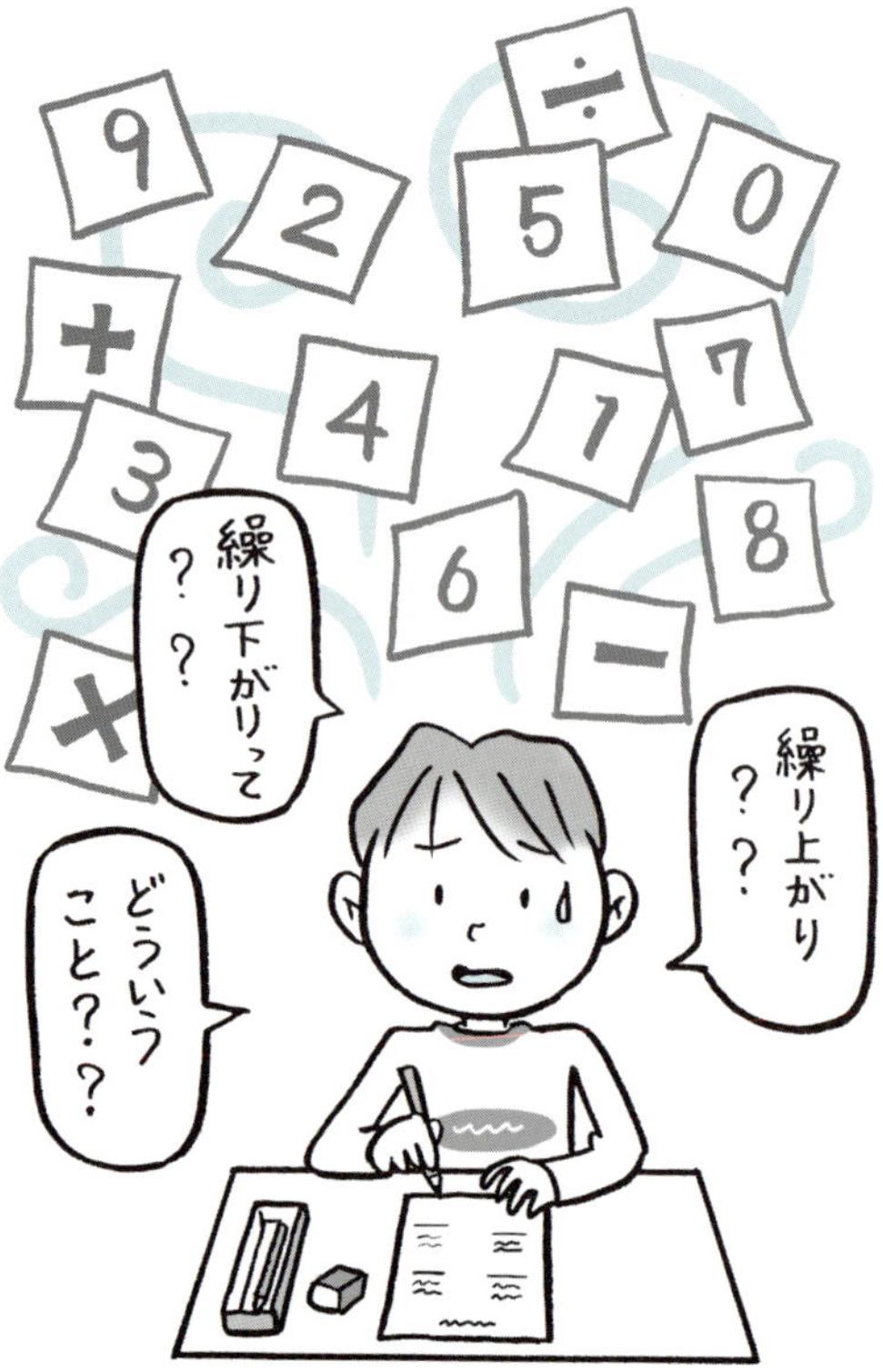
繰り上がり
？・？
繰り下がりって
？・？
どういうこと？・？

特性③ 九九を暗記しても計算に応用できない

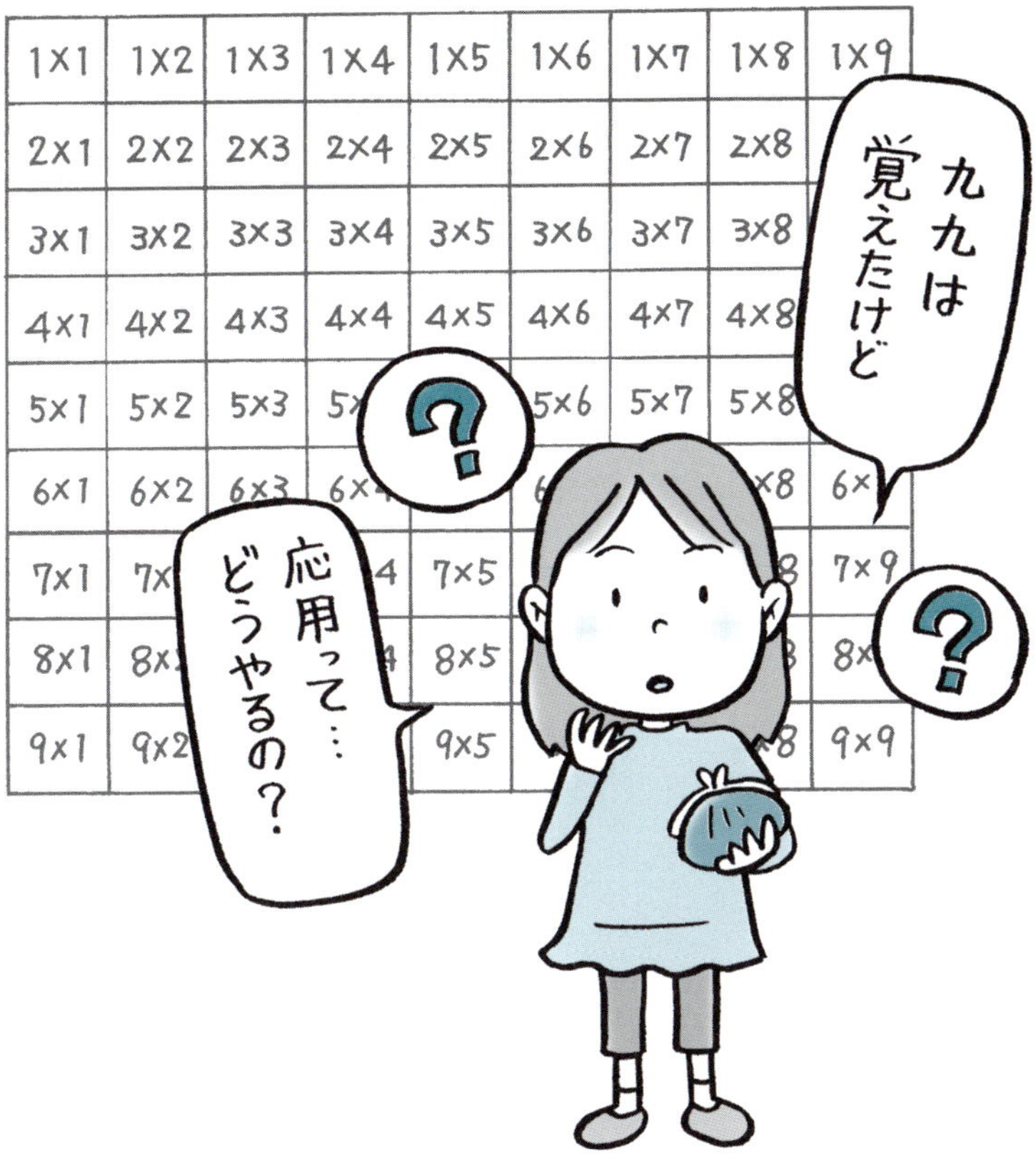
九九は覚えたけど
応用って…どうやるの？

掛け算の九九は暗記できますが、それを使って計算を解いたり、買い物する際に使うなどの応用ができません。

特性④ 暗算ができない

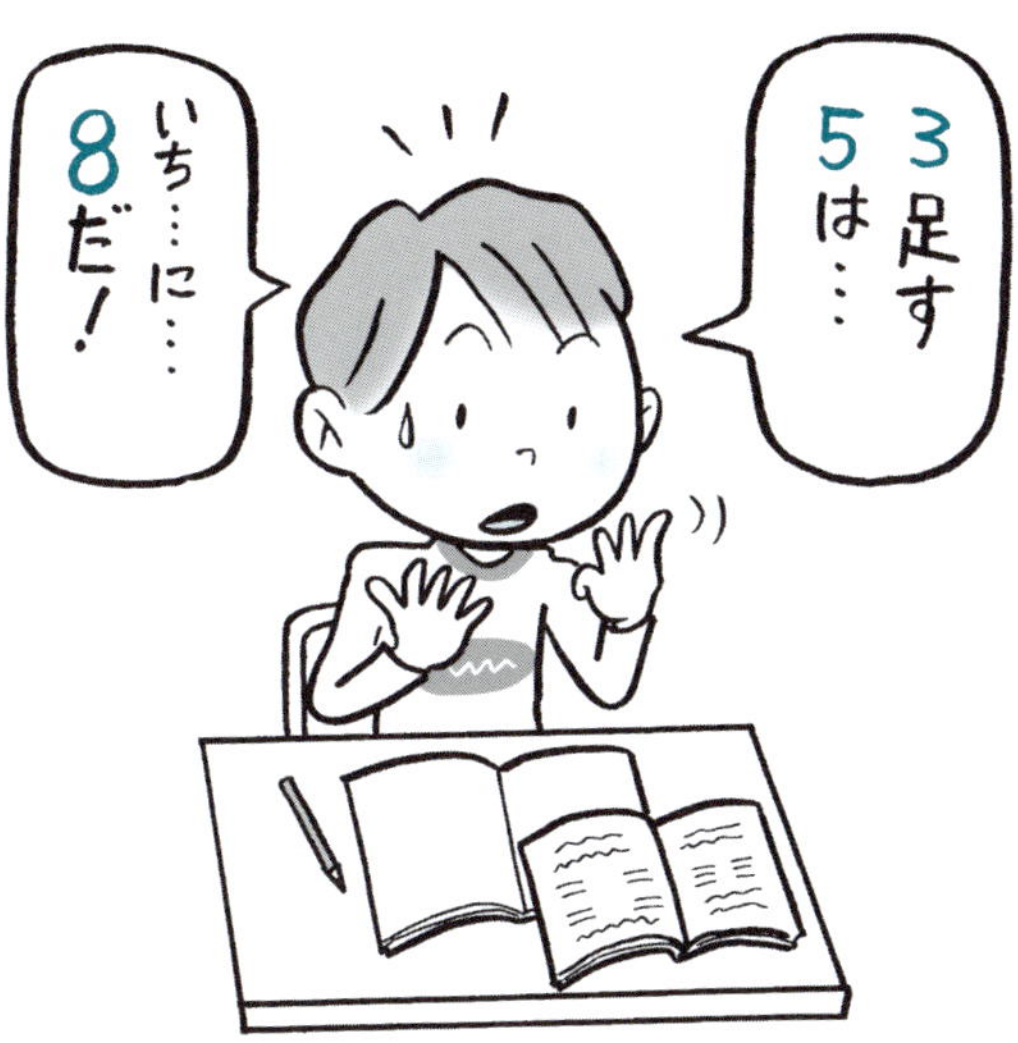
3足す5は…
いち…に…8だ！

一けたのやさしい計算でも、暗算することができません。指を使ったり筆算をしないと理解できない場合があります。

六つの能力の障害

「推論する」ことの障害

算数の証明問題を解いたり、理科の実験で仮説を立てたり、想像力をふくらませるなど、その場にないものを推測することが苦手という特性があります。

特性① 算数の応用問題・証明問題・図形問題が苦手

基礎的な知識を用いて、次のことを考えることが苦手です。そのため、算数の応用問題や証明問題を解くのが苦手です。また、数式と図形を関連づけて理解することができず、図形問題を解くのが苦手な場合があります。

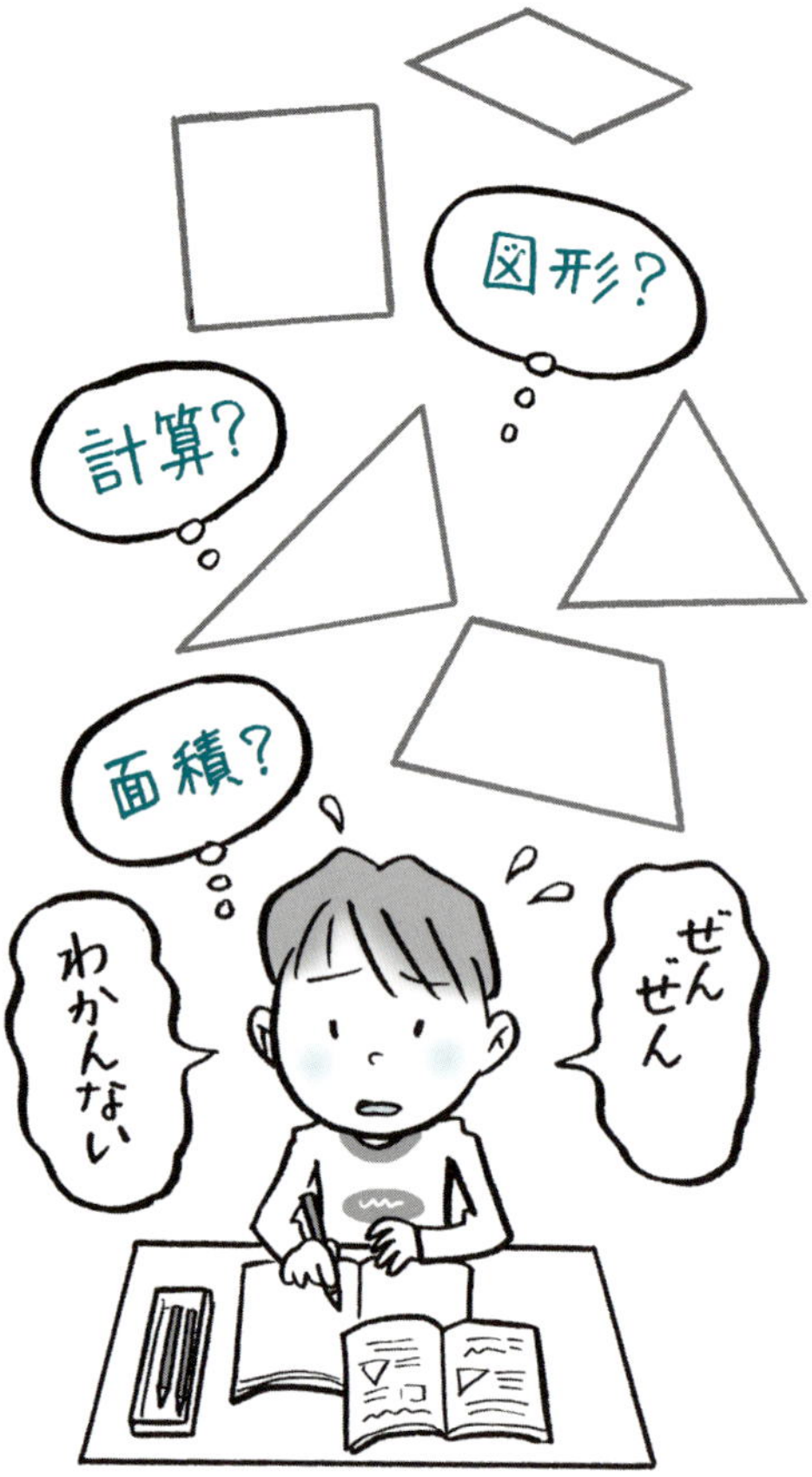
図形？
計算？
面積？
ぜんぜん
わかんない

特性② 結果を予測したり想像するのが苦手

理科の実験を行う前に、どんな結果になるかを予測するのが苦手です。想像力をふくらませて因果関係を理解したり、説明することが苦手な場合もあります。

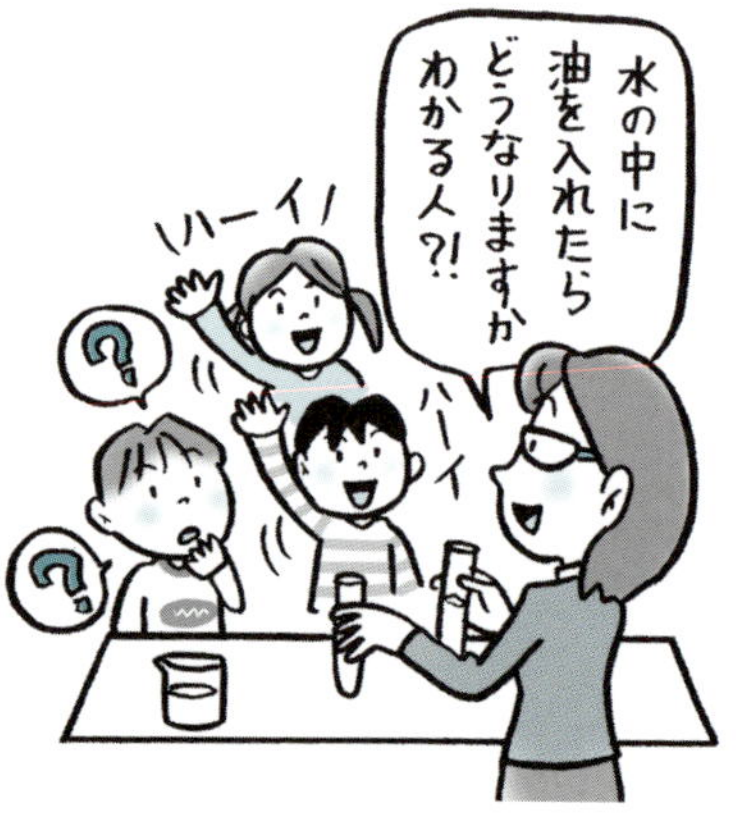
水の中に油を入れたらどうなりますかわかる人?!
ハーイ!
ハーイ

特性③ 長文読解が苦手

教科書や本などで長い文章を読み、次に起こることを予想したり、なぜこのような結果になったのか、ストーリーをたどって考えることが苦手です。

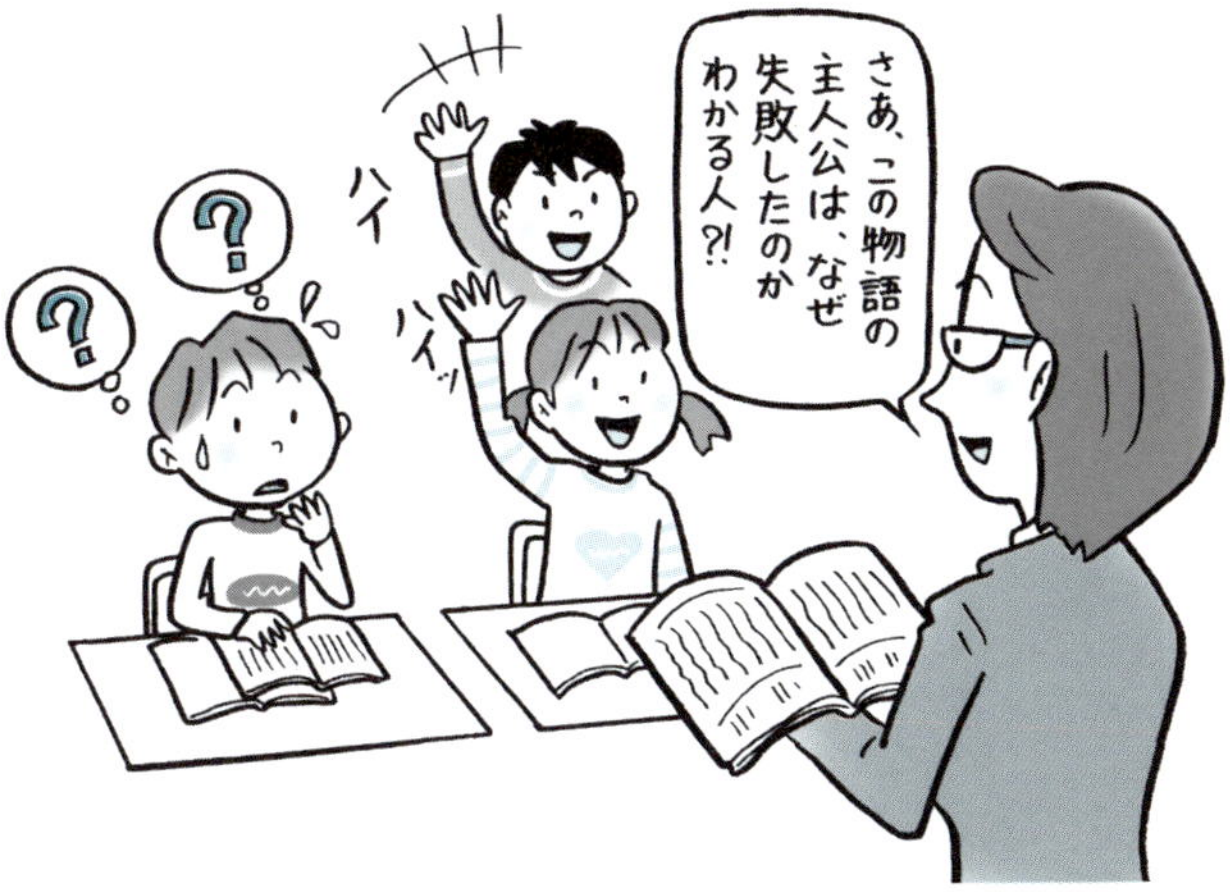
さあ、この物語の主人公は、なぜ失敗したのかわかる人?!
ハイ
ハイッ

特性④ その場にないものを推測するのが苦手

「今晩（の夕飯）はどうする？」といわれたとき、言葉が省略されていることがとっさに推測できず、聞かれた意味がわかりません。そのため「○○のアニメを見る！」というようなとんちんかんな返答になってしまう場合があります。

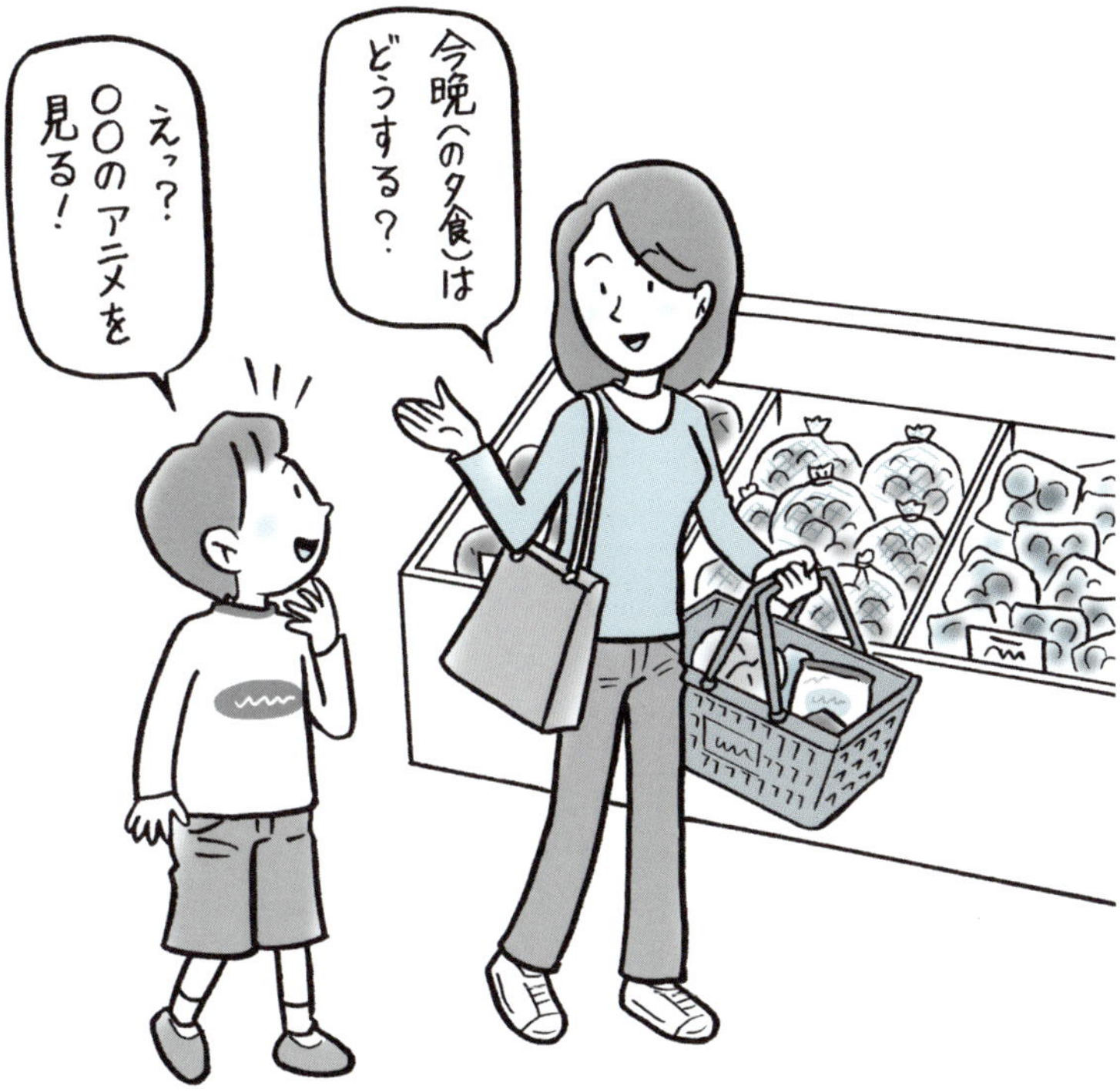
今晩(の夕食)はどうする?
えっ? ○○のアニメを見る!

LDは知的（IQ）な遅れとは関係ないの？

知的発達を客観的にあらわす指標として、「IQ＝知能指数」が用いられます。一般的にLDの特性がある子どもでも、IQに関しては年齢相応かそれ以上を示します。

知能全般に遅れはない

LDの特性がある子どもでも、知能指数をあらわすIQに関しては、年齢相応かそれ以上の知的発達がみられます。

知的障害は、知的な能力全体に遅れがみられるという特徴があります。たとえば、次のようなことにおいて、同年齢の子どもと同じようにできません。

◆言葉で表現したり、文章を書いたりする

◆言葉や文章を理解する

◆お金を計算したり、時間をはかったりする

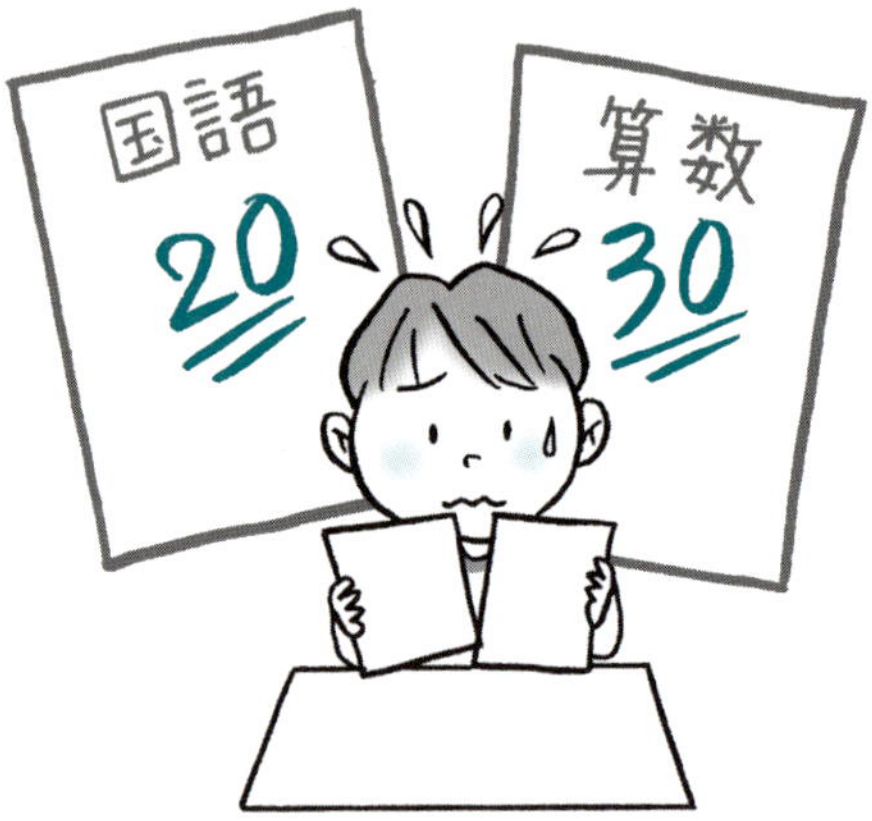

【 特性と障害を分けて考えよう 】

「障害」というのは、生活上で困難が生じた状態を指します。そういう意味で、「知的障害」「注意欠如・多動性障害（ADHD）」「学習障害（LD）」などのように、「○○障害」という言葉が使われています。けっして、知能の遅れや動きの多さ、文字が読めないということ自体が障害ということではない、ととらえることが大切です。

◆相手の行動を見て、自分を守ったり備えたりする

知的障害もLDも「認知」にまつわる障害なので、同じような特徴があらわれることがありますが、とくに言葉に関しての問題はLDの特性といえるでしょう。

特定の分野ができない

LDの場合、IQは正常で知的発達に問題はないのに、学習面、とくに国語や算数の成績が極端に悪いのが大きな特徴です。平均すると、その子の学年から2学年程度は下回っています。つまり、本来の能力と成績との間のギャップが大きいのです。

知的障害の場合、成績は悪くても能力と成績が見合っているという点で、LDとは異なります。

IQの分類　（※IQは知能指数）

【IQ】	【分類】
130以上	非常に優れている
120〜129	優れている
110〜119	平均の上
90〜109	平均
80〜89	平均の下
70〜79	境界域
69以下	非常に低い（知的障害の疑い）

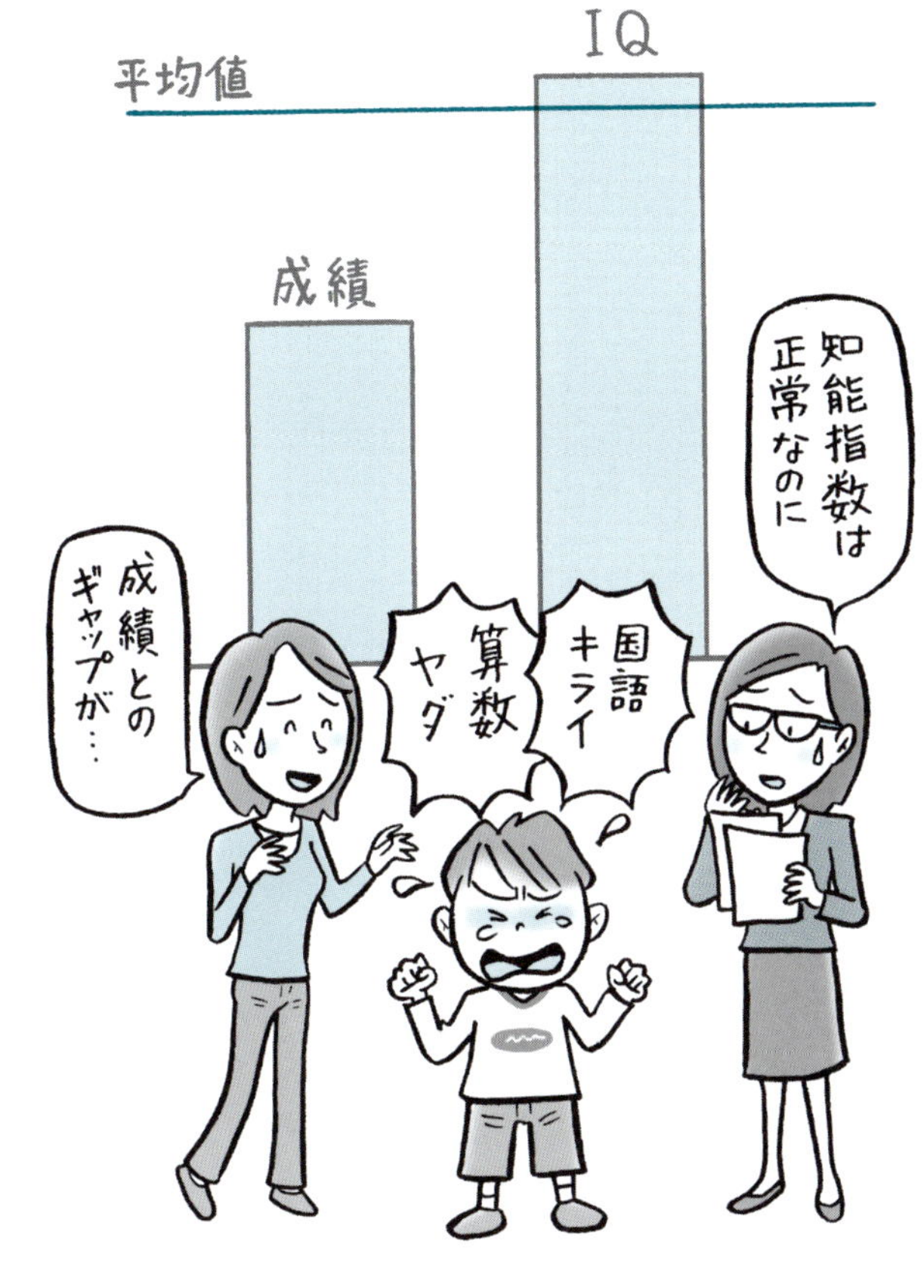
平均値
IQ
成績
知能指数は正常なのに
国語キライ
算数ヤダ
成績とのギャップが…

LDと似ている障害はあるの？

学習の習得に遅れや偏りがあったとしても、そのすべてがLDであるとはかぎりません。LDと似ている障害や、LDと別の障害が併存している場合もあります。

LDと間違われやすい障害

LDがなぜ起きるかは、はっきりとわかっていません。ただ、病気ではなく、中枢神経のつながりになんらかの問題があって、伝達機能がうまく働かないことが原因ではないかと考えられています。

中枢神経系に障害があると起こりやすい障害がいくつかあり、LDと間違われることがあります。その代表的なものとして、ADHD、知的障害、ASD（自閉症、アスペルガー症候群）などがあげられます。また、

LDと間違われやすい障害

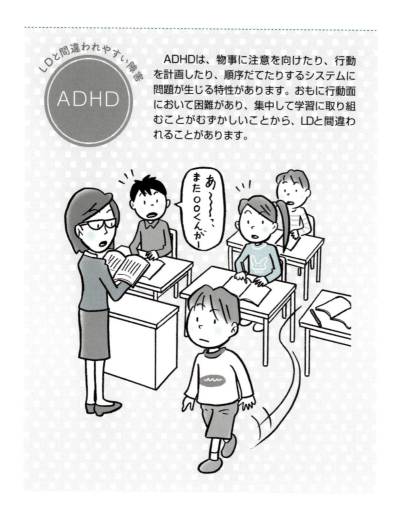

ADHD

ADHDは、物事に注意を向けたり、行動を計画したり、順序だてたりするシステムに問題が生じる特性があります。おもに行動面において困難があり、集中して学習に取り組むことがむずかしいことから、LDと間違われることがあります。

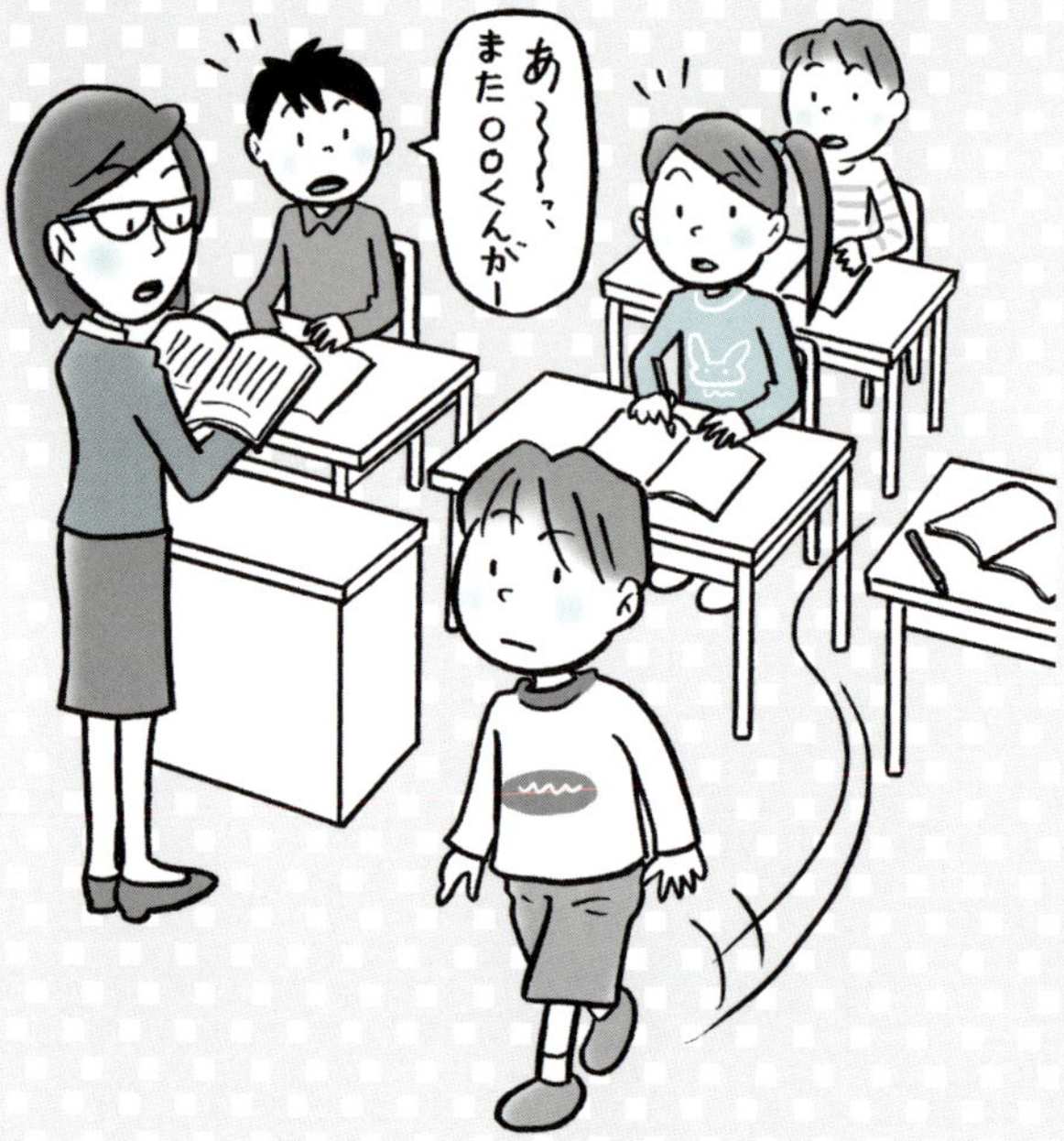

吃音《きつおん》、構音《こうおん》障害などの言語障害も、LDと間違われやすい障害です。

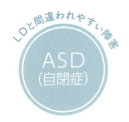

LDと間違われやすい障害

ASD（自閉症）

ASDの一つである自閉症の子どもには、言葉の発達の遅れや偏りなどの特性がよく見られます。自閉症の場合、人に対する興味・関心が乏しいため、人間関係を築きたい、コミュニケーションをとりたいという欲求があまりなく、言葉を覚えたいという欲求もわきません。その結果、簡単な言葉でもなかなか覚えられない、言葉を使おうとしないという現象が起きやすく、LDと間違われやすいといえます。

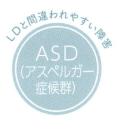

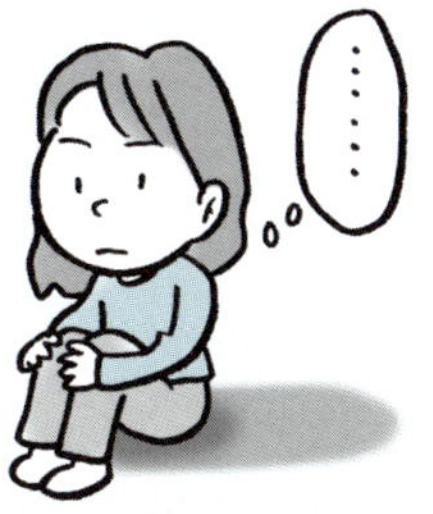

LDと間違われやすい障害

ASD（アスペルガー症候群）

ASDの中でもアスペルガー症候群の子どもは、言葉の遅れがなく、むしろ口が達者な場合も少なくありません。むずかしい言葉や表現を好んで使ったり、年齢のわりに大人びた言い方をすることもあります。ただ、その一方で、言葉を表面的に受け取る、言外の意味を理解していない、代名詞がなにを指しているのかわからない、皮肉を理解しないなど、言葉の理解に偏りがみられます。そこがLDと似ているようにも見える場合があります。

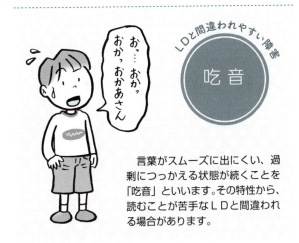

LDと間違われやすい障害

吃音

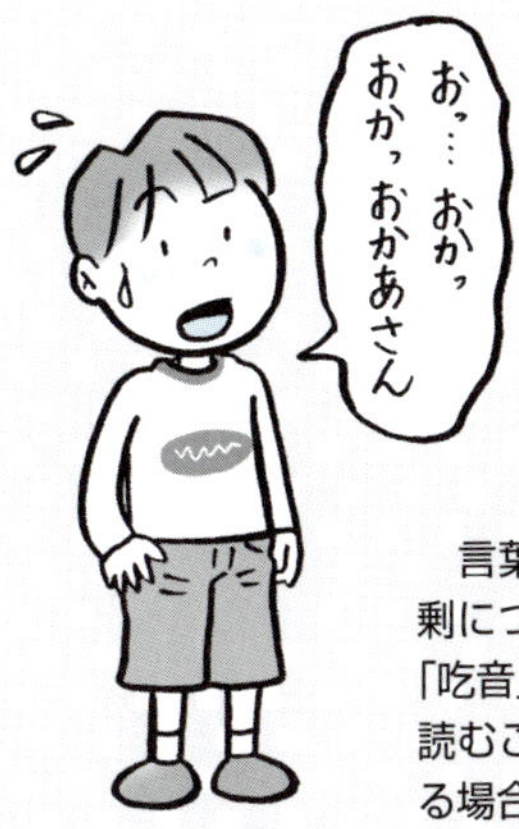

言葉がスムーズに出にくい、過剰につっかえる状態が続くことを「吃音」といいます。その特性から、読むことが苦手なLDと間違われる場合があります。

LDと間違われやすい障害

知的障害

知的障害もLDも「認知」に関する障害なので、同じような特徴がみられる場合があります。たとえば知的障害における、言葉で表現する、文章を書く、言葉や文章を理解する、お金を計算する、時間を計るといったことが苦手であるという傾向は、LDの特性ともよく似ています。

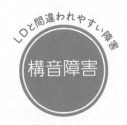

LDと間違われやすい障害

構音障害

構音障害は、言葉を正しく発音できない症状をいいます。音声を出す機能上の問題が原因ですが、正しく発音できないところがLDと似ているととらえられる場合があります。

LDは他の発達障害と併合していることも多いの？

LDと似ている障害を前項で紹介しましたが、それらがLDと併存しているケースもあります。

LDと併存しやすい障害

LDと間違われやすい障害について前述しましたが、実はLDがそれらの障害を併せ持っているケースもあります。なかでも多いのは、LDとADHD、LDとASDで、LDとADHDとASDの三つを併せ持つ場合もあります。そうなると、学習以外にも問題があらわれやすくなります。

LDとASD

ASD（自閉症・アスペルガー症候群）には、人と上手に付き合えない、うまくコミュニケーションがとれない、想像力が乏しくこだわりが強いという大きな特性があります。自閉症で知的な遅れがある場合は、言われた言葉を繰り返す、つねに体をゆすっている、同じフレーズを繰り返し言うなどの症状があり、LDと見分けるのはむずかしくはありません。

一方、ASDでも知的遅れがないタイプや言葉の遅れがないタイプ（アスペルガー症候群）のなかには、文字の読み書きや計算が苦手な子どもがときにはいます。このようなケースでは、LDとASDが併存していると考えるようになってきています。また、ASDの特性が強く出た場合、行動だけを見ていると、LDよりもASDの方が目立ってしまい、LDが見過ごされてしまうケースもあります。

学習をさまたげやすいASDの特性

- 言葉の発達に遅れや偏りがある
- 遠回しな言い方や慣用句などあいまいな言葉が理解できない
- 聴覚・視覚・触覚などの感覚がアンバランスで、騒音が苦手、チラチラするものに目がいくなど、学習に集中できない場合がある

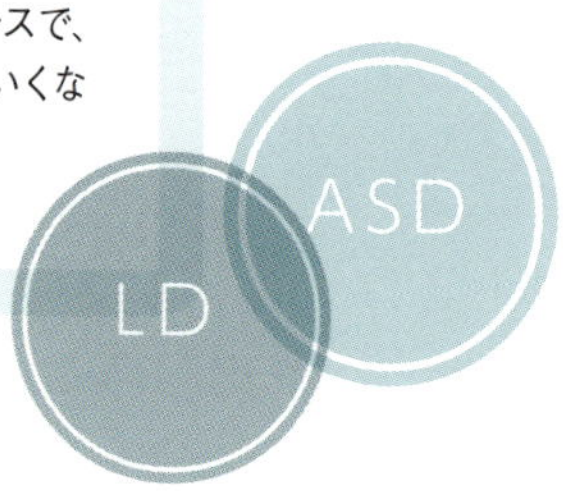

LDとADHD

LDとADHDが併存すると、学習の習得における困難とともに、授業中ずっと席についていられない、不注意からミスをする、気が散りやすいなどの傾向が加わり、学習に集中しにくくなります。また、忘れ物が多い、授業中でもおしゃべりがとまらない、クラスメイトにちょっかいを出すなどの問題行動を起こす場合もあります。

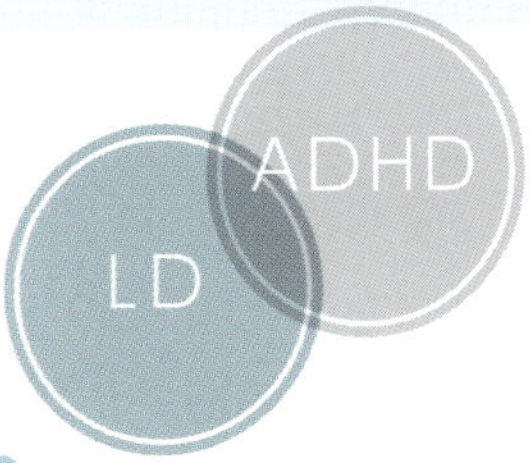

学習をさまたげやすいADHDの特性

〈注意力に関する特徴〉

- 不注意からミスが多い
- 集中力が持続しない
- 話しかけられても聞こえていないように見える
- 精神的な努力を要することを嫌う
- 順序よく整理できない
- 物をよくなくす
- 忘れ物が多い
- 気が散りやすい

〈多動性に関する特徴〉

- 手足をソワソワと動かしたりもじもじしたりする
- 長時間座っていられない
- じっとしていられない
- おしゃべりが多い
- 順番が待てない
- 質問や問いかけが終わる前にしゃべり始める
- ほかの子のじゃまをする

LDとてんかん

てんかんは、脳の神経細胞の一部が異常に興奮することによって、転倒したり、けいれん発作を起こす病気です。熱性けいれんを繰り返し起こしたLDの子どもは、てんかんを併せ持っている場合があります。

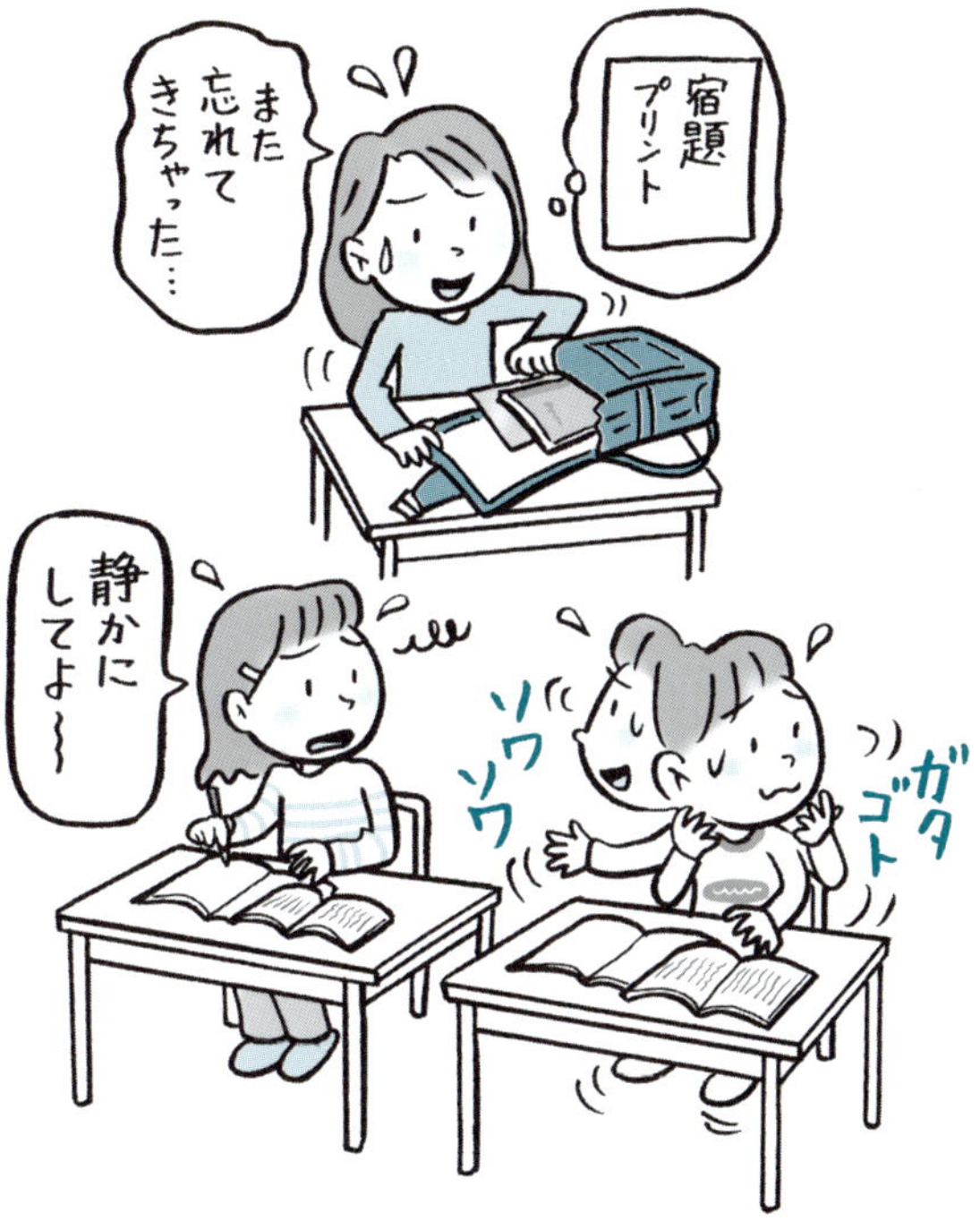
宿題プリント
また忘れてきちゃった…
静かにしてよ〜
ソワソワ
ガタゴト

LDとチック

LDの子どもにみられがちな病気に、チック症候群があります。突然大きな声を発したり、まぶたや口をピクピクさせるなどの行為を繰り返す場合は、一度専門医に相談してみましょう。

検査結果に納得できないときは

「もしかして学習障害？」　子どもにＬＤが疑われる場合、まずは児童相談所や子育て支援センターなどの専門機関に相談してみましょう。最近では、ＬＤについての検査を行うことができる施設も増えていますし、治療や指導のための部門が併設されている場合もあります。小学校入学後なら、まずは学校の先生に相談し、専門機関を紹介してもらうといいでしょう。

専門機関では、知能検査や音読検査を行うほか、認知のクセなどを見るための心理検査などを行います。ただ、心理検査は検査時の子どもの状態によって結果が変わることがあり、ＬＤの判断は専門家でもむずかしいといわれています。

そのため、検査結果に納得がいかないケースもでてくるかもしれません。また、専門機関がどの地域でも同じようなレベルにあるとはいいきれず、相談した保護者の意見よりも自分の意見を押しつけてくる担当者に当たってしまう場合もないとはいえません。もし、その機関や担当者に不信感を持ったなら、別の機関に再度相談してみるとよいでしょう。

ただ、納得のいく結果を求めて、次から次へと専門機関を変えるのはおすすめしません。こうした行為は、子どもに不安を与えてしまうおそれがあります。検査結果がＬＤと判断されたときには、専門機関との関係をしっかりと保ち、必要な情報を得ながら、子どもを適切にサポートしていくことが大切です。

第3章

ＬＤの子どもが教室で困っていること

ＬＤの六つの能力の障害は、単独であらわれることもあれば、いくつか組み合わさったり、それぞれに強弱があったりと、さまざまなタイプがあります。ＬＤの子どもが教室で困っている代表的な問題について見ていきながら、子どもの特徴をつかむ参考にしましょう。

国語の授業についていけない

国語を学んでいく上で、読み書きができないことは大きなネックとなります。ＬＤの医学的領域においても、「読字障害」と「書字障害」は大きな部分を占めています。

困りごと❶

漢字の音読みと訓読みがわからない

漢字の多くは、音読みや訓読みなど複数の読み方があり、どう読むかを判断するには高度な情報処理能力が求められます。ＬＤの子どもは、漢字をとっさにどう読めばいいのかわからないことがあります。

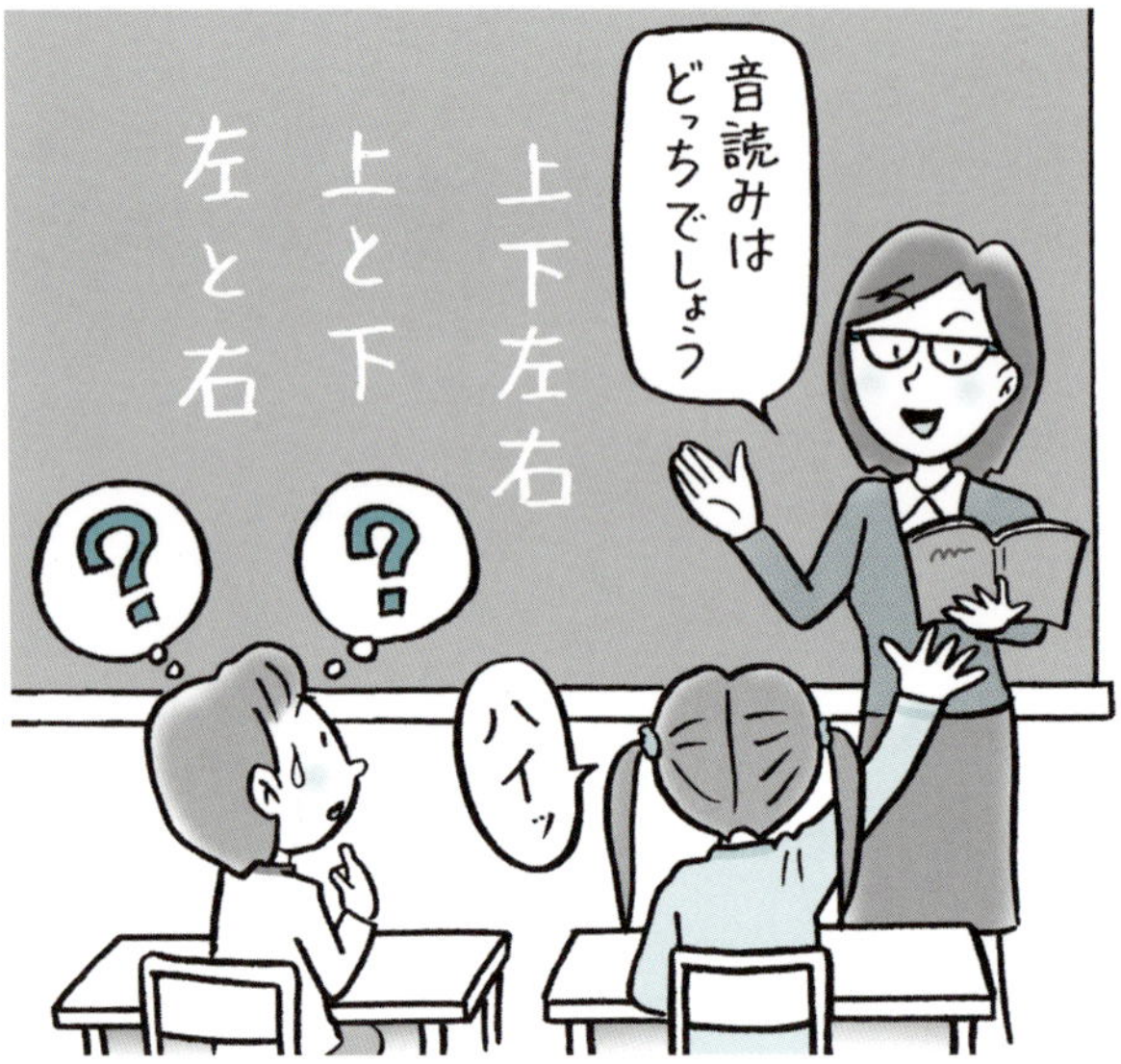
音読みはどっちでしょう
上下左右
上と下
左と右
ハイッ

困りごと❷

漢字がうまく書けない

ひらがなやカタカナは書けても、漢字を習い始めるとうまく書けず、ついていけなくなる子がでてきます。画数が多い漢字、へんやつくりが複雑な漢字ほど、苦手になる傾向があります。

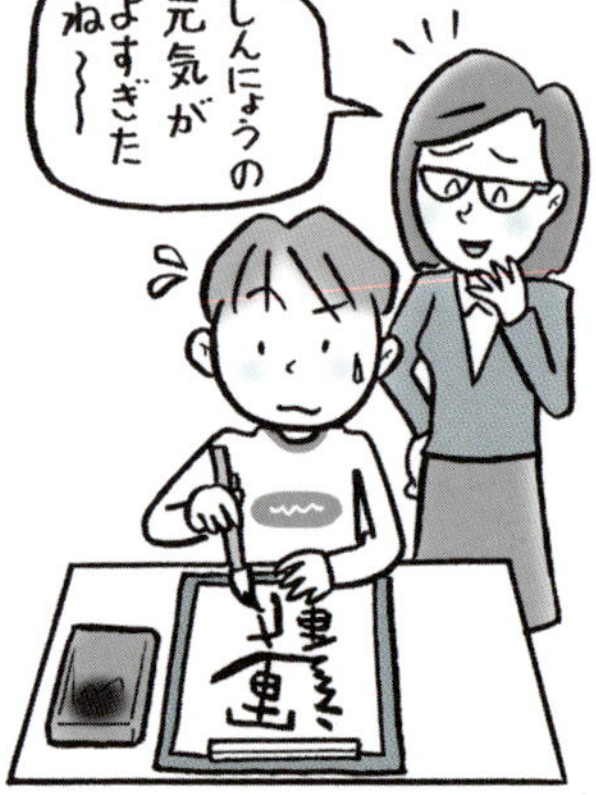
しんにょうの元気がよすぎたね〜〜

困りごと❸

文章のルールがわからない

言葉を覚えていくなかで、さまざまなルールがあることを学んでいきます。ＬＤの子どもは、そのルールを覚えるのが苦手です。文章に主語が抜けたり、主語と述語の順番がわからなくなったりします。

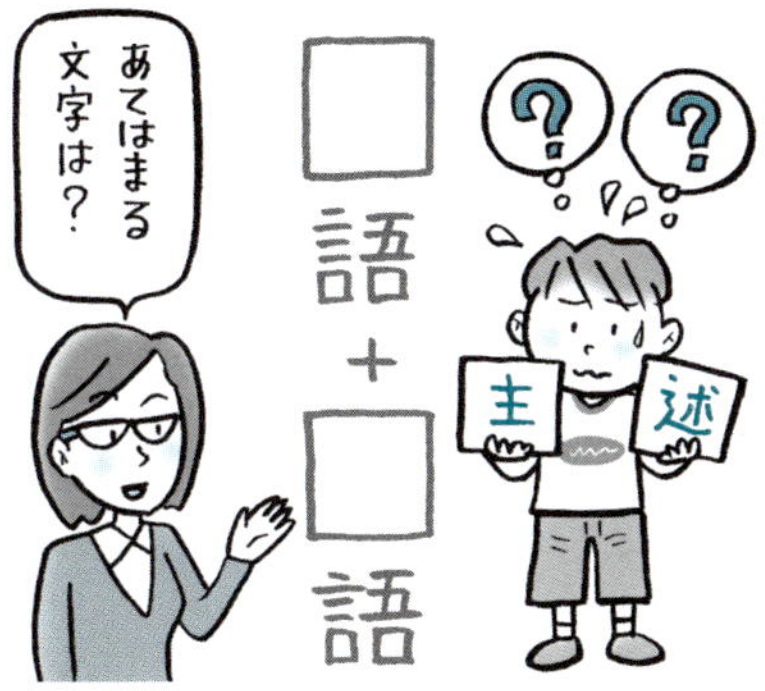
あてはまる文字は？
□語＋□語
主
述

困りごと❹

言葉のつながりがわからない

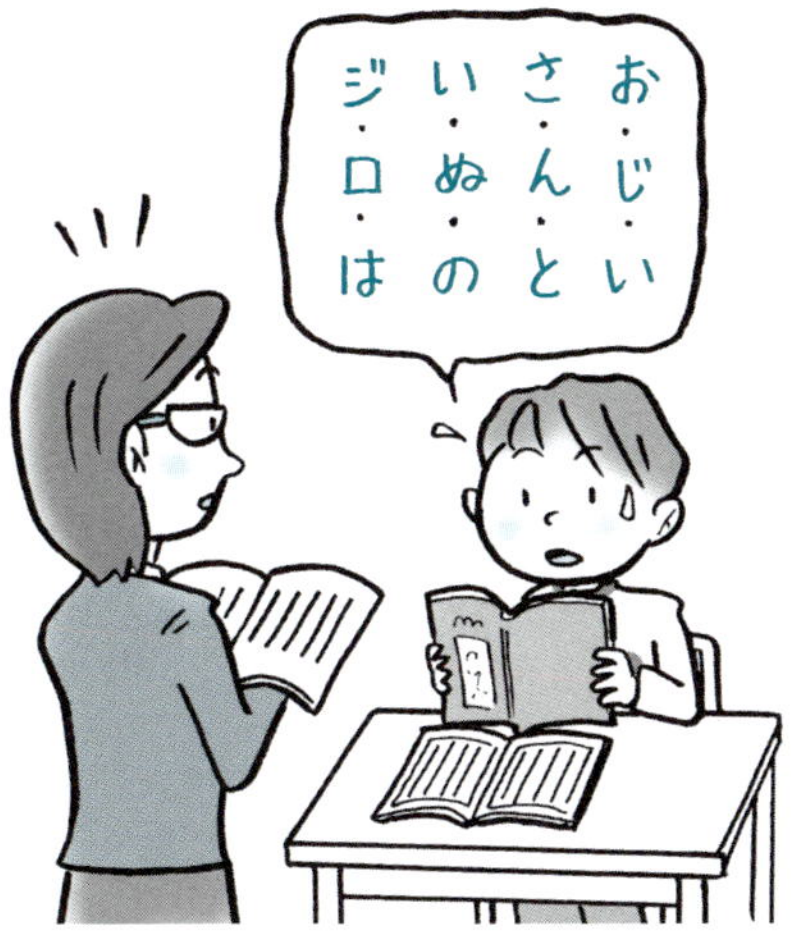
お・じ・いさ・ん・とい・ぬ・のジ・ロ・は

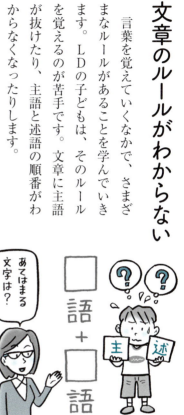

「がっこうにいく」を「がっこう に いく」と区切って読むことができません。言葉をひとまとまりのものとしてとらえることが苦手のため、「が っ こ う に い く」と一音一音なぞるように読んでしまい、文の意味がわかるところまでいっていません。

困りごと❺

作文がうまく書けない

文章をまとめるには、脳の高度な機能が働いています。ＬＤの子どもは、文章を組み立てるルールを理解することが苦手なので、「て」「に」「を」「は」がうまく使えず、「きのう電車が乗った」などと書いてしまいがちです。

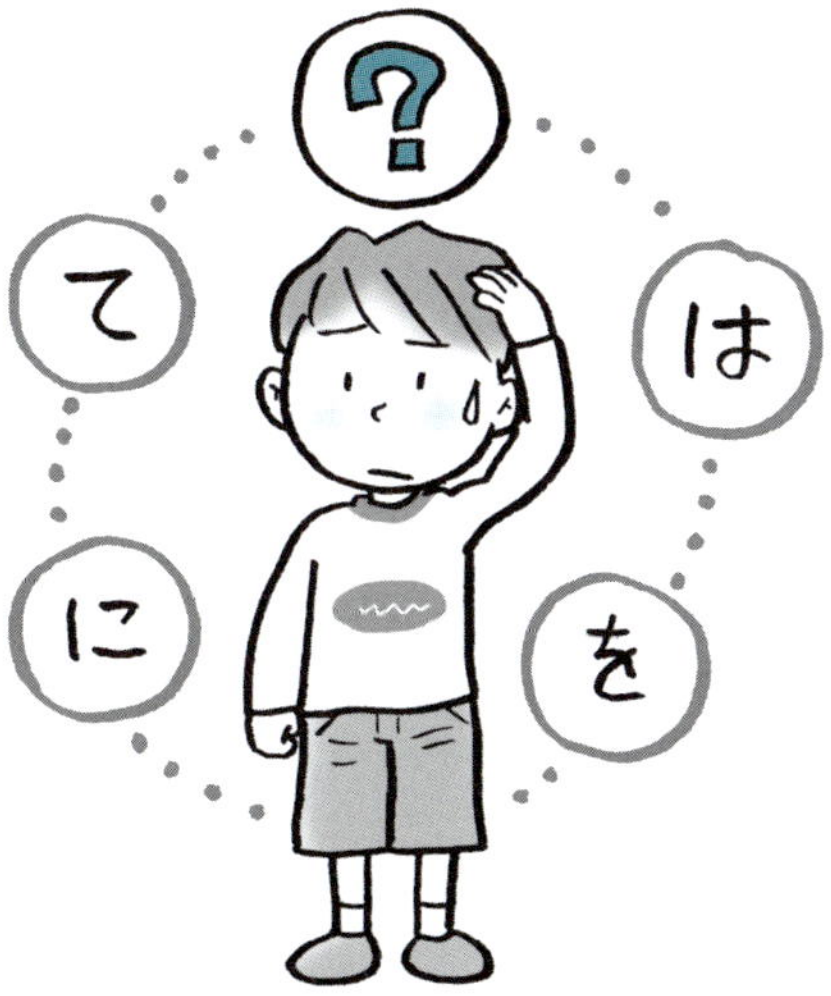
？
て
は
に
を

算数の授業についていけない

「算数障害」もLDの医学的領域の能力障害の一つで、計算をするのが苦手だったり、「＋、－、×、÷」などの数式記号が理解できないという特性があります。

困りごと❶

数字や記号の意味がわからない

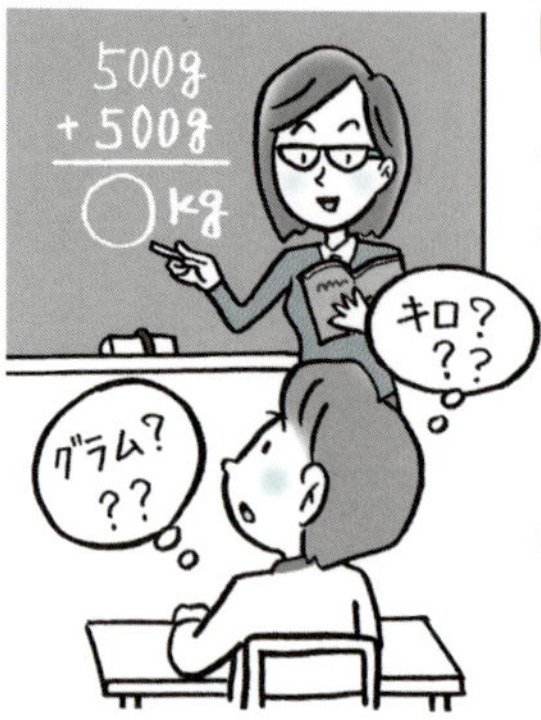

「＋、－、×、÷」などの計算の記号や、「kg、cm、mℓ」といった長さや量をあらわす単位を理解するのが苦手です。なかには、計算はふつうにできても、「合わせていくつ？」と聞くと、わからなくなる子どももいます。

困りごと❷

数字の位（けた）がわからない

けたをそろえる縦の筆算が理解できないので、二けたや三けたのタテの計算になるとわからなくなってしまいます。十の位と一の位がごっちゃになってしまうのです。

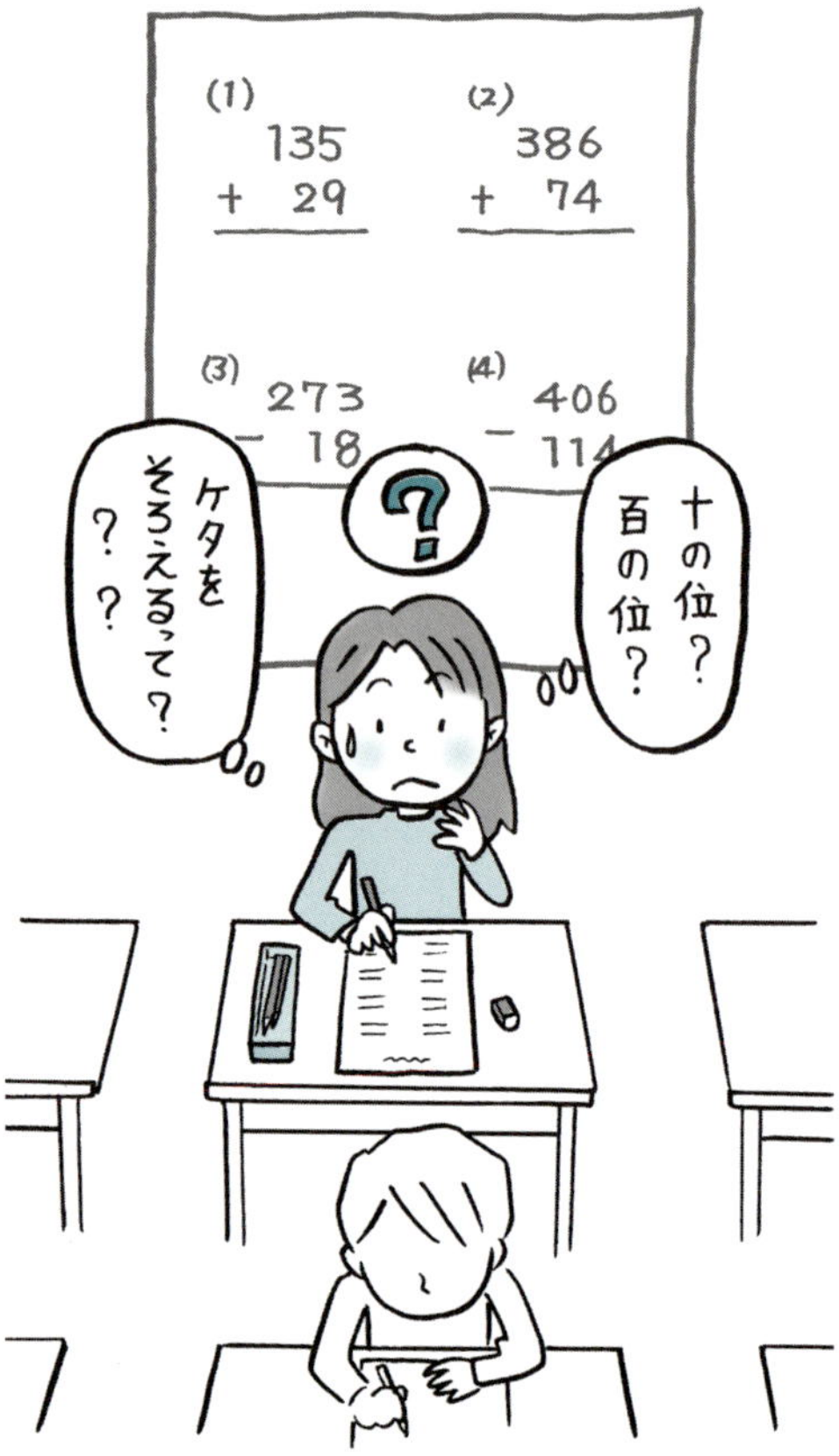

困りごと3

繰り上がりや繰り下がりが理解できない

ＬＤの子どもは、数字の繰り上がりや繰り下がりを理解することがむずかしい場合があります。けたが大きくなればなるほど計算が困難になります。

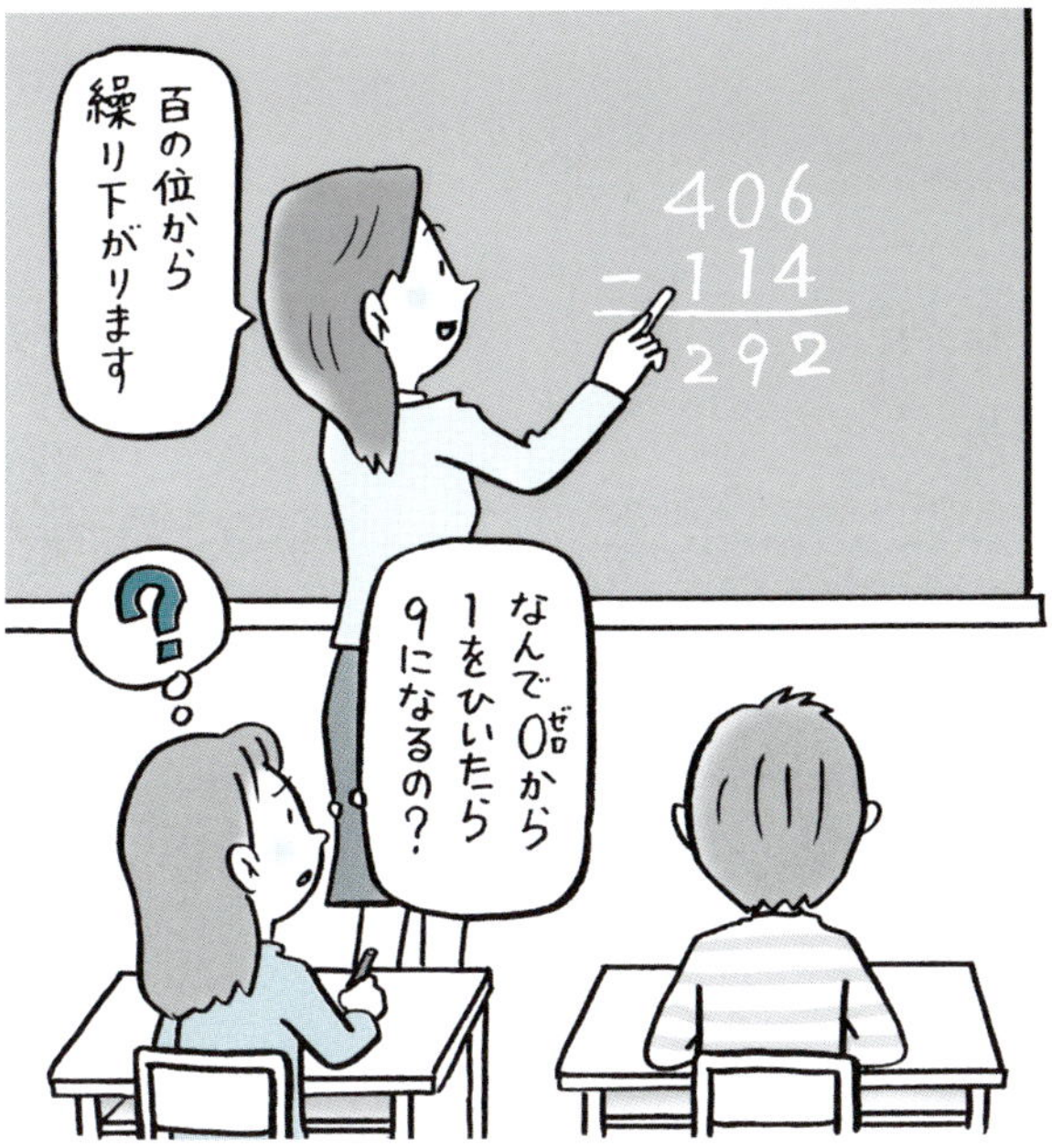
百の位から繰り下がります
406
−114
292
?
なんで0《ゼロ》から1をひいたら9になるの？

困りごと4

文章題を解くのが苦手

国語の文章を読んで理解することが苦手な子は、算数の文章題（文章で書かれた算数・数学の応用問題）を読んで設問の意味を理解するのがむずかしいといえます。そのため問題を解くまでにいたらない場合があります。

困りごと5

図形問題を解くのが苦手

問題を読んだとき、どの知識を使って問題を解いたらいいかを考えることが苦手です。そのため証明問題や、数式と図形を関連づけて解くような図形問題を解くのがむずかしい場合があります。

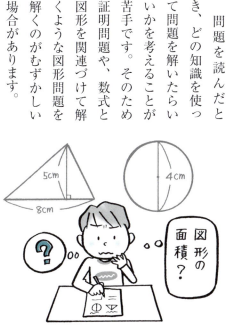

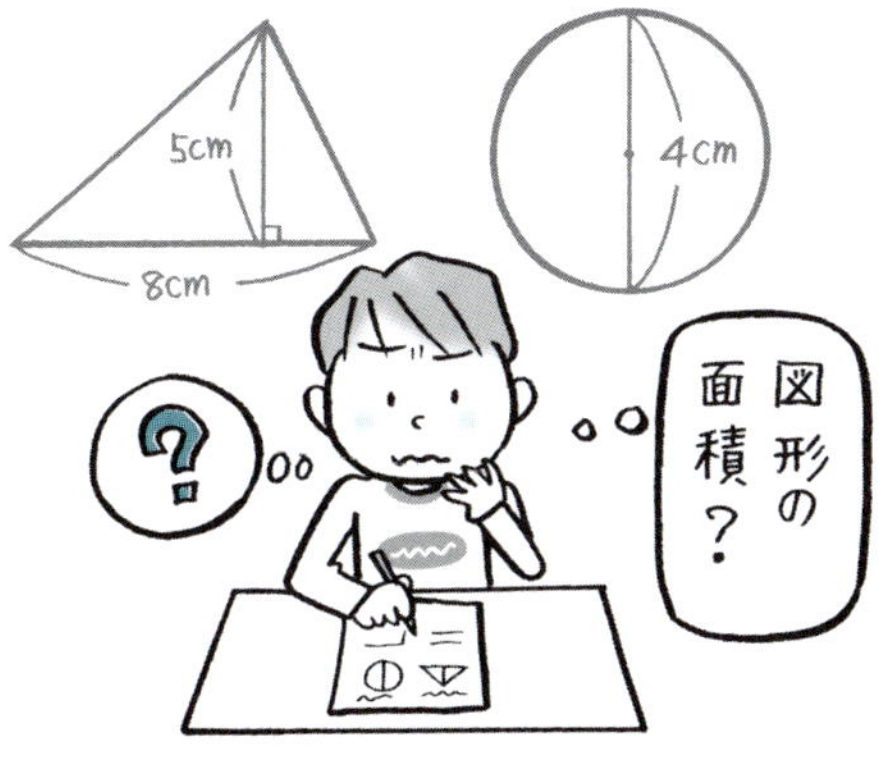
5cm
8cm
4cm
?
図形の面積？

うまくコミュニケーションがとれない❶

言葉の使い方や聞き取りに偏りがあるので、先生や友だちとの会話についていけないことがあります。コミュニケーションの問題は見えにくいという難点があります。

困りごと❶

相手の話をうまく聞き取れない

相手がなにを話しているのか、うまく理解できない場合があります。会話そのものが理解できないというＬＤの特性に加えて、最後まで聞き取る集中力がない、一度にさまざまなことを言われると混乱してしまう、聞いている途中でほかのことに興味が移るなどの理由も考えられます。そのため、人と言葉のやりとりをするのがむずかしい場合があります。

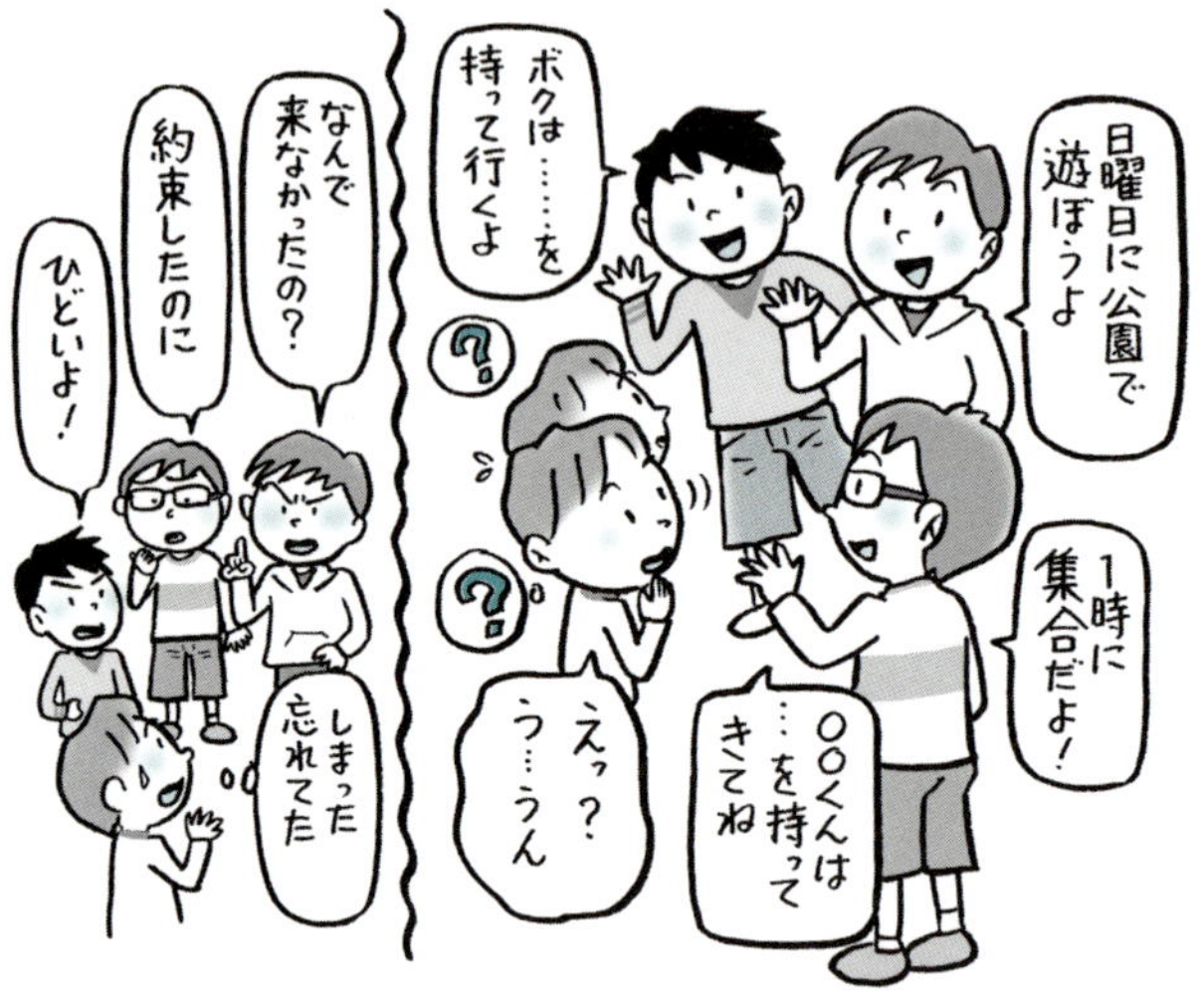
日曜日に公園で遊ぼうよ
ボクは……を持って行くよ
1時に集合だよ！
〇〇くんは…を持ってきてね
えっ？う…うん
なんで来なかったの？
約束したのに
ひどいよ！
しまった忘れてた

困りごと❷

聞いたことを覚えていられない

耳で聞いたことをすぐに忘れてしまうことがよくあります。そのため、友だちとの口約束を忘れていて気まずい思いをしたり、頭では覚えているつもりだった学校の持ち物を忘れてしまったりといったことも起こりやすくなります。

困りごと3

相手にうまく伝えられない

LDの子どもは、話がとぎれとぎれになったり、たどたどしかったり、早口でまくしたてたりと、相手が聞き取りやすいように話すことが苦手です。そのため相手に意図がうまく伝わらなかったり、誤解されたりすることがあります。

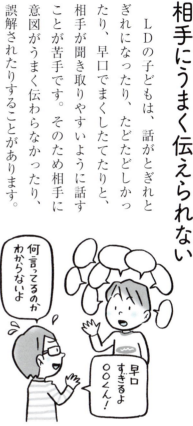

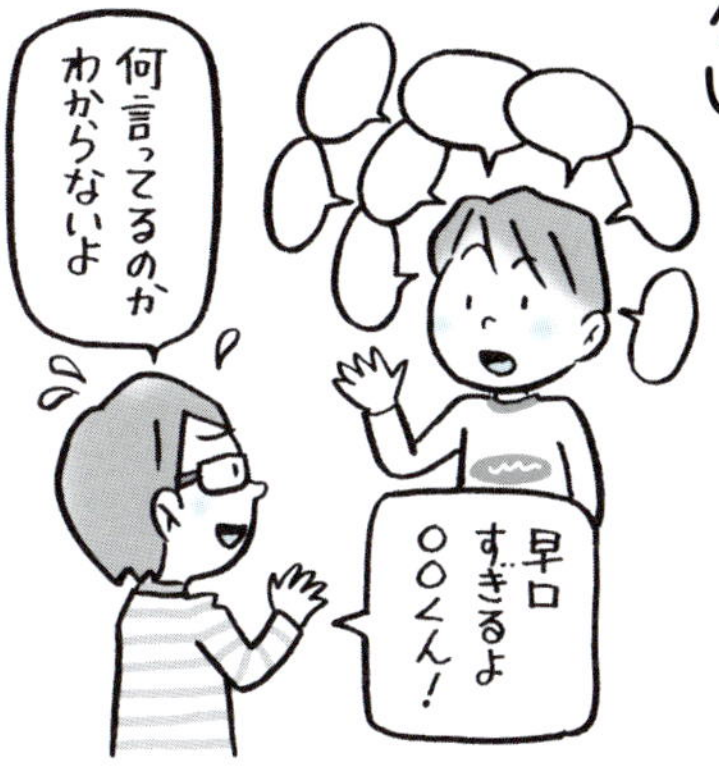
何言ってるのかわからないよ
早口すぎるよ○○くん！

困りごと4

言葉を思い出すのに時間がかかる

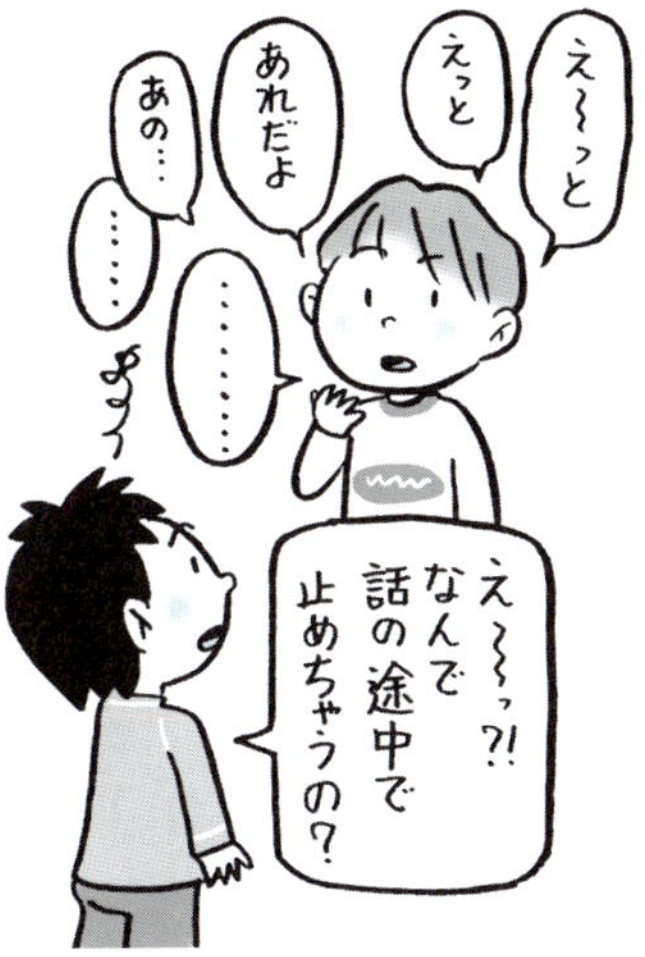
え〜〜っと
えっと
あれだよ
あの…
……
………
え〜〜っ?! なんで話の途中で止めちゃうの?

相手になにをいいたいのか、どんな言葉で表現したかったのかが一瞬わからなくなったりします。また、言いたいことを表現する適切な言葉がすぐにでてこなくて、だまりこんでしまうこともあります。これは短期記憶に問題があることで起こるものです。

困りごと5

友だちのグループに入れない

LDの子どもには、他人と協調しながらなにかを行うのが苦手という子が意外に多いものです。本人はみんなと仲よくやりたいと思っていても、それを言葉でうまく伝えることが苦手なので、グループに入ることができずに孤立してしまうことが少なくありません。

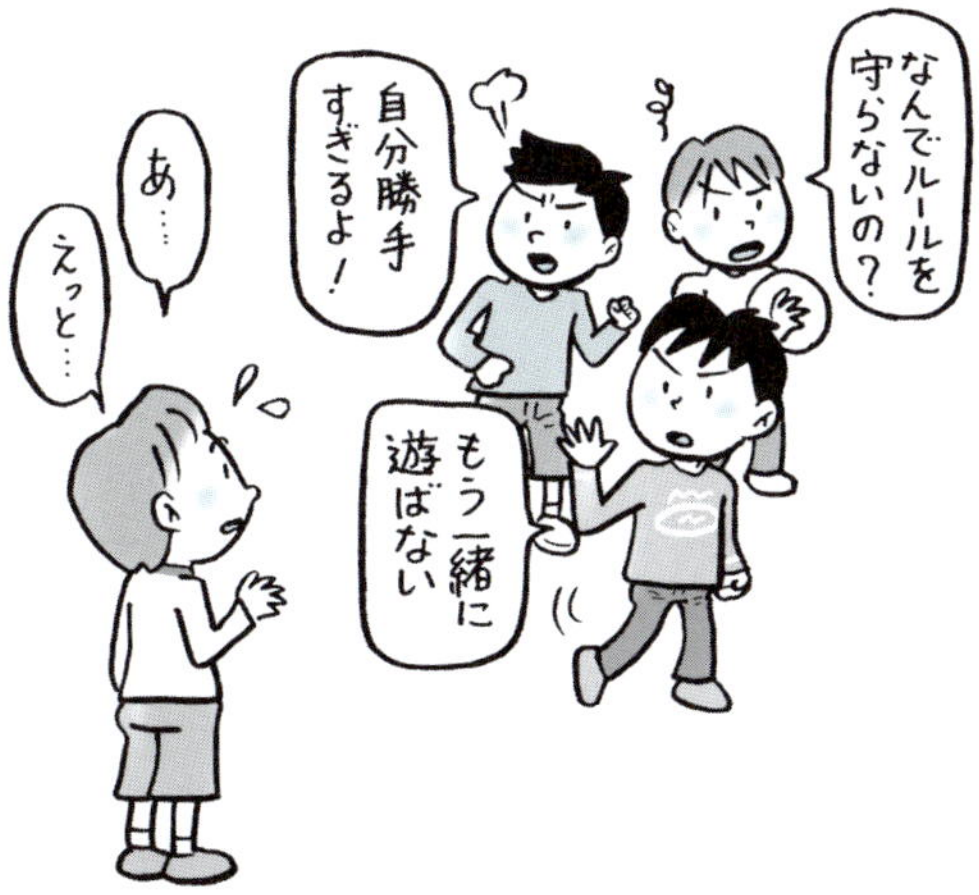
なんでルールを守らないの?
自分勝手すぎるよ!
もう一緒に遊ばない
あ…
えっと…

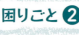

うまくコミュニケーションがとれない❷

シャレや冗談が通じない、話し相手の表情からその場の空気を読むことが苦手、その結果クラスのなかでも浮いてしまうこともあります。

困りごと❶

話したいことを一方的に話す

ADHDとの併存がある場合、自分が話したいことだけを一方的に話すケースがあります。

相手の話をさえぎって自分のことを話そうとする反面、相手の話には耳を傾けない場合も……。

クラスメイトから「人の話は聞かないで、勝手なやつ」と総スカンをされてしまう可能性もあります。

困りごと❷

話題があちこちに飛びやすい

ADHDとの併存がある場合、なにかを話している最中に、急に思いついた別の話に飛んでしまうことがよくあります。だれかが話しているところに割り込んで、関係のない話を始めてしまうこともあります。また、授業中などに、突然「今日の給食はなにかなぁ」などと関係ないことをいったりして、まわりから引かれてしまうことがあります。

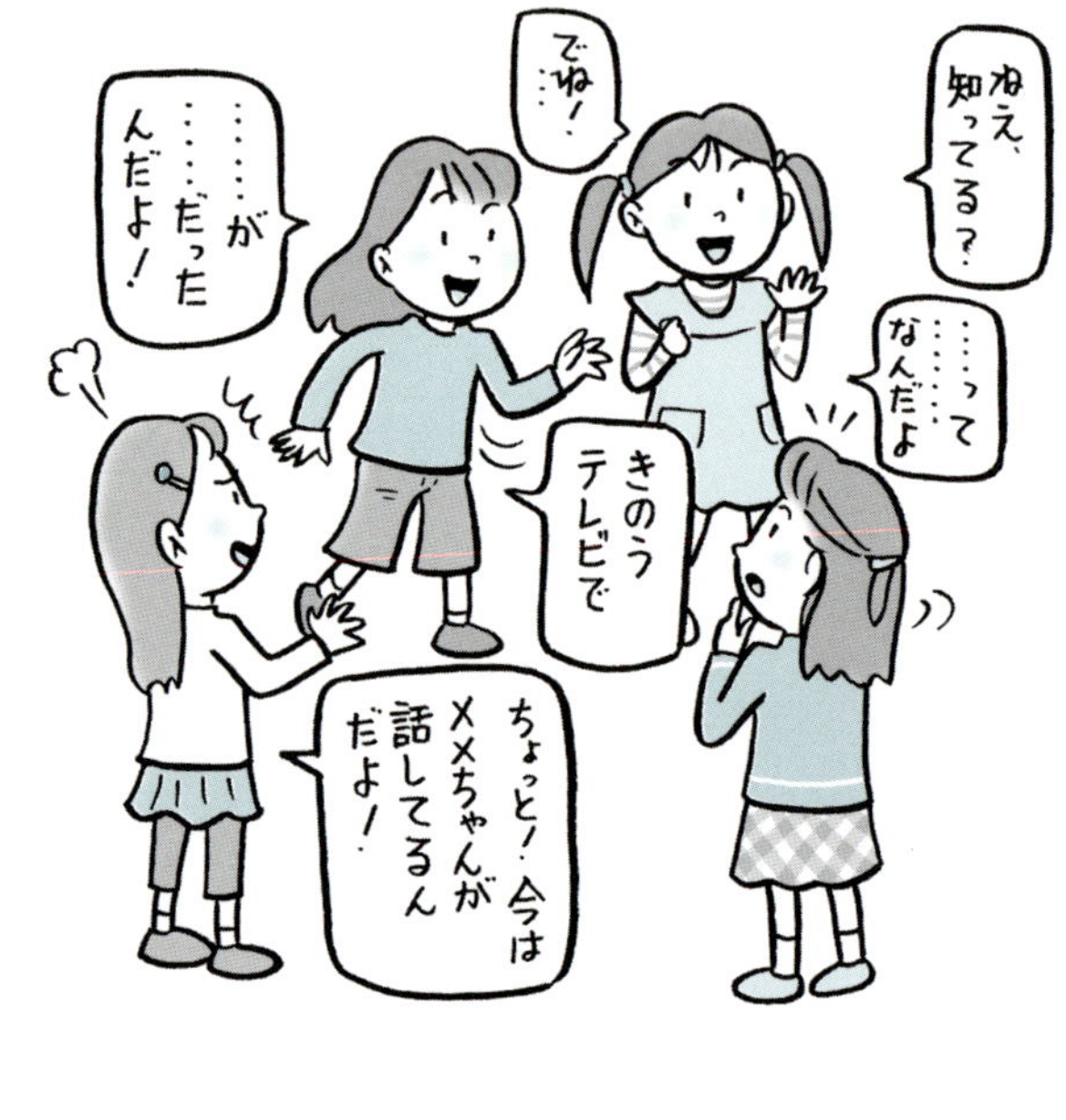
ねえ、知ってる？
……って……なんだよ
でね！……
……が……だったんだよ！
きのうテレビで
ちょっと！今は××ちゃんが話してるんだよ！

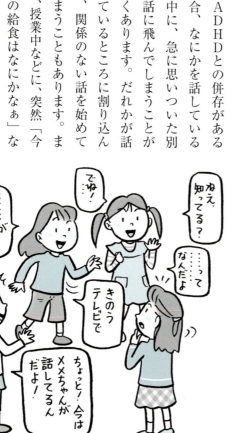

困りごと❸

シャレや冗談、皮肉がわからない

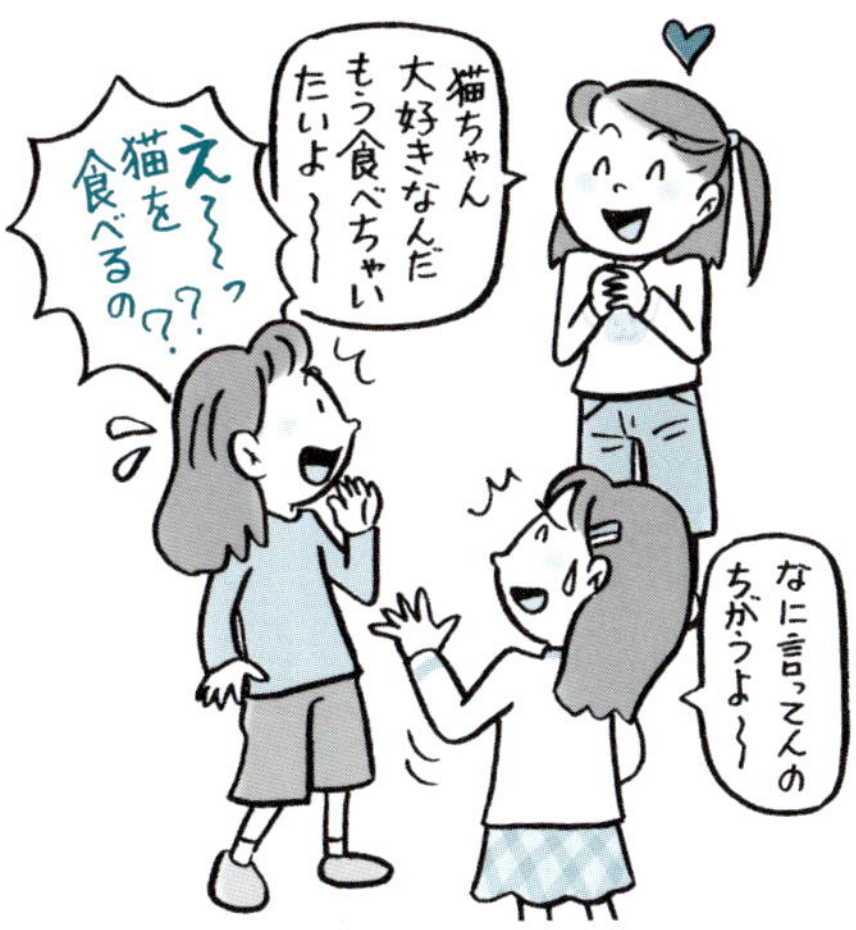
猫ちゃん大好きなんだ もう食べちゃいたいよ〜〜
え〜〜っ 猫を食べるの？？
なに言ってんの ちがうよ〜

ＡＳＤとの併存の可能性があると、あいまいな言葉や表現が理解できない場合があります。もともとＬＤにも言葉の裏を読んだり、ニュアンスをくむといったことが苦手な傾向があるので、「そんなのでいいんだ（あいまいな言葉）」「へーすごいんだね（皮肉）」「驚いて目が飛び出ちゃった（比喩）」などの表現は、相手が言おうとしている意図がわからない場合があります。

困りごと❹

話し方や表情から相手の本心が読めない

ＡＳＤとの併存がある場合、人の気持ちを読み取るのが苦手という特性があります。そのため、相手の声のトーンや話し方、表情などから、相手の本心をうかがったうえで話すということができない場合があります。悪気があってそうしているわけではありませんが、「私の話をちゃんと聞いてくれない」と思われがちです。

困りごと❺

その場の〝空気〟が読めない

ＡＳＤにもＡＤＨＤにも、その場の空気を読むのが苦手という特性があります。そのため、その場の雰囲気や話の流れがうまくつかめずに、不用意なことをいってしまい、会話が成立しなくなったり、相手を不快な気持ちにさせて、疎まれてしまう場合があります。

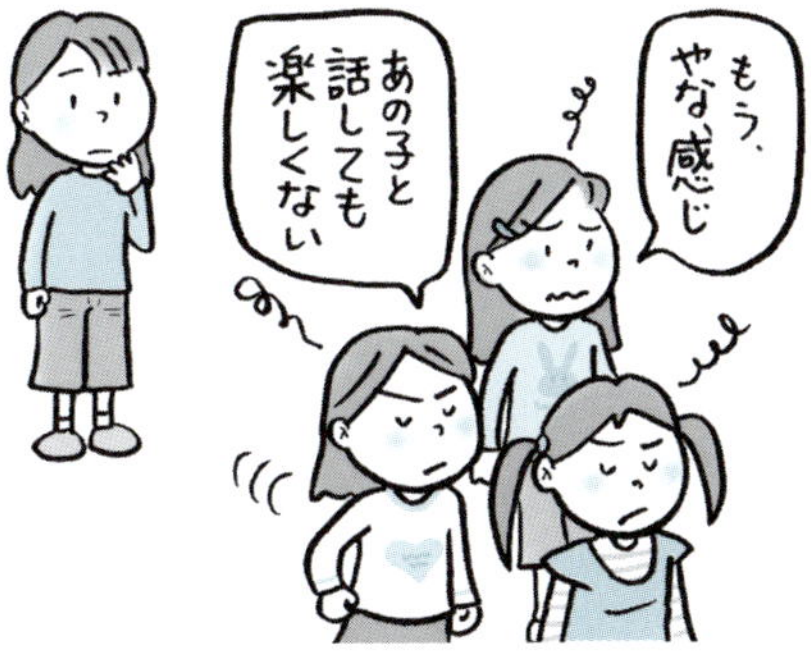
もう、やな感じ
あの子と話しても楽しくない

集団行動が苦手

社会性の問題はＬＤの特性ではありませんが、グループに入っていったり、一緒に行動をとったりするのが苦手な子が少なくありません。

困りごと❶

グループで活動するのが苦手

とくに「聞く」「話す」が苦手な子どもは、人の話を聞いて理解したり、自分の考えを筋道を立てて話すことができません。そのため、一対一の関係ならまだいいですが、グループの中でさまざまな話を聞いて理解し、自分の意見も述べることは容易ではなく、グループに属したり、グループで活動するのが困難な場合があります。

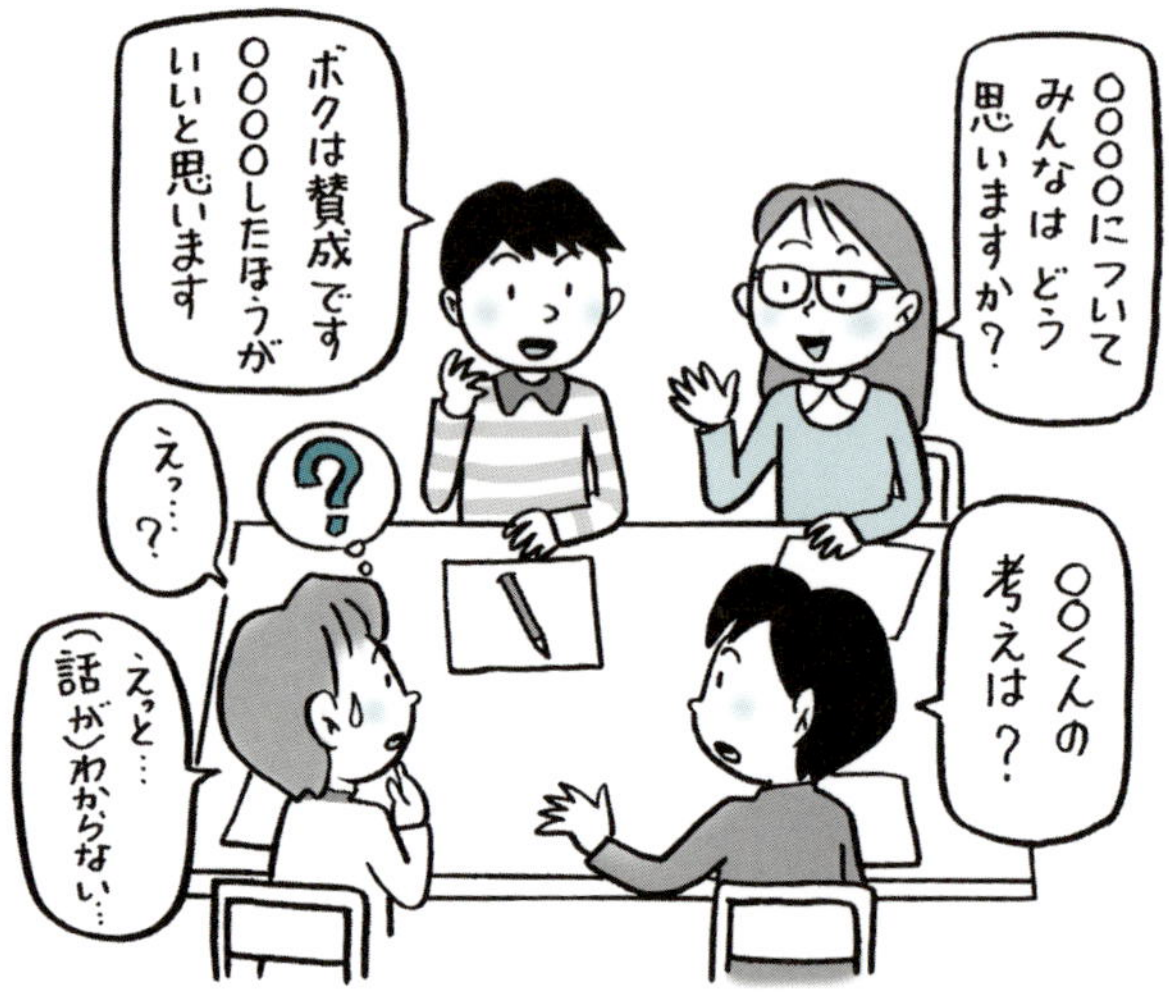
○○○○について みんなは どう 思いますか？
ボクは賛成です ○○○○したほうが いいと思います
○○くんの 考えは？
えっ…？
えっと… （話が）わからない…

困りごと❷

共同作業を行うことがむずかしい

グループで活動するのが苦手なことに加え、「読む」「書く」「推論する」などが苦手な子どもは、みんなと一緒になにかをつくり上げていくような共同作業を行うのがむずかしい場合があります。また、ＡＤＨＤの特性も併せ持つ子の場合は、途中でほかのことに興味が移ったり、飽きてしまったりして、グループで行っている作業を放り出してしまうこともあります。

困りごと❸

友だちの間だけのルールがわからない

言葉の聞き取りが困難だったり、他人の表情をうかがったりするのが苦手な特性があると、グループや仲間内だけに通用する約束事やルールがうまく理解できない場合があります。

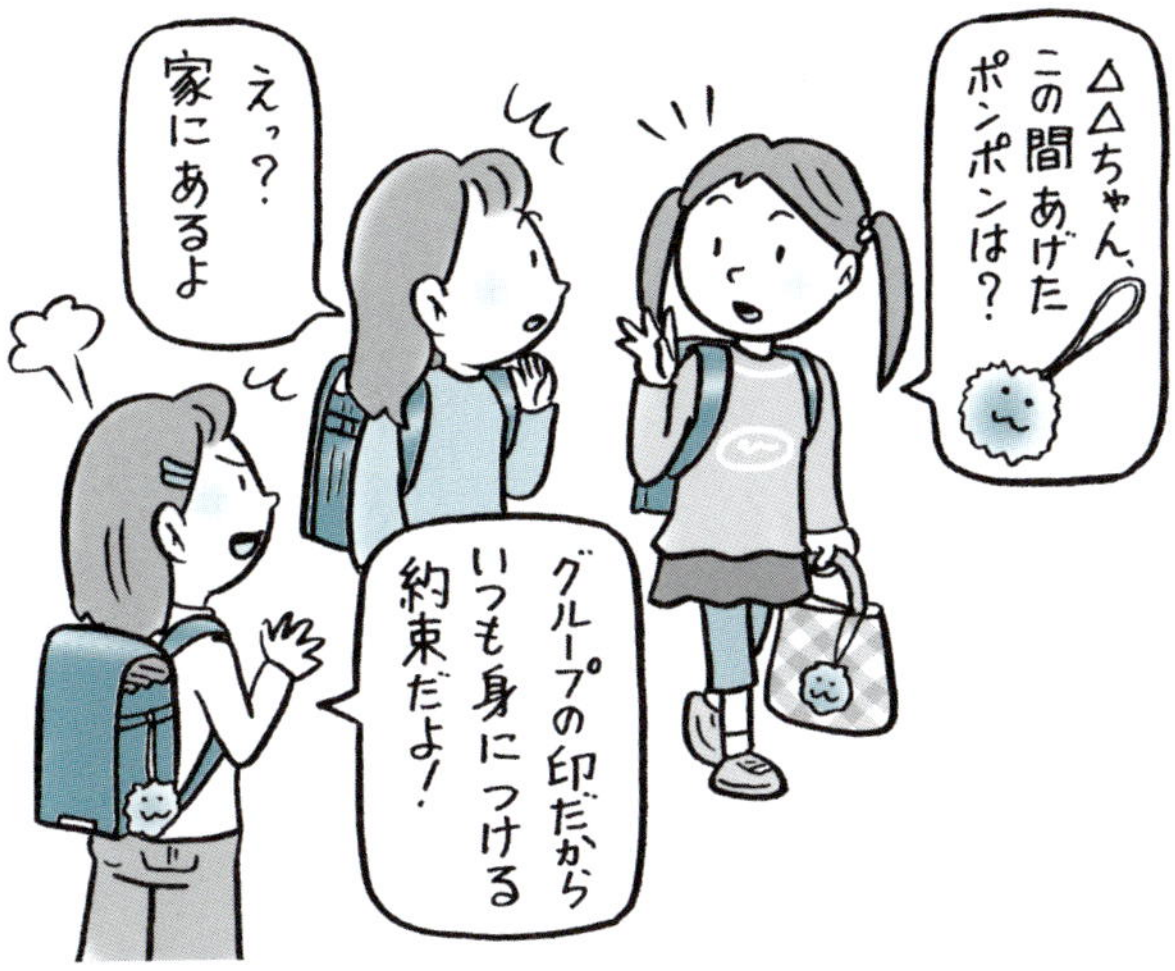
△△ちゃん、この間あげたポンポンは？
えっ？家にあるよ
グループの印だからいつも身につける約束だよ！

困りごと❹

その場の空気を乱す

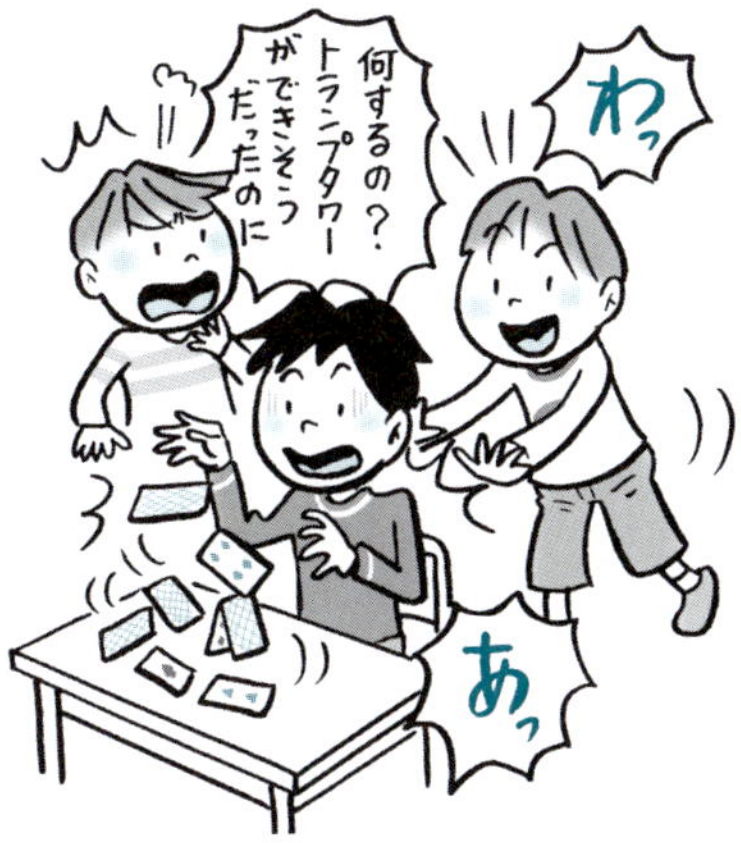
わっ
何するの？トランプタワーができそうだったのに
あっ

「聞く」「話す」が苦手な子どもは、コミュニケーションがうまくとれないことから、協調性が育ちにくい傾向があります。また、その場の雰囲気や様子が読み取れず、一人だけみんなとは違うことをしたり、悪気はなくてもほかの子の邪魔になるような行動をとってしまう場合があります。

困りごと❺

急にかんしゃくを起こしたりする

集団で同じことをしているようなとき、特性のために、ほかの子のようにうまくできないことが少なくありません。そんなとき、だれかから注意されたりすると、大声を出したり、暴れたりすることがあります。また、言われた相手にうまく言い返すことができず、かんしゃくを起こしたり、イライラして手が出てしまう場合もあります。こうしたケースでは、LDの「話す」ことの障害を背景とした二次的な情緒の問題がからんでいることも考えられます。

〃場〃に応じた行動がとれない

LDは、ほかの発達障害と併存していることが少なくありません。その場合、学習面での特性に加えて、落ち着きがない、席についていられないなどといった問題行動が目につく場合があります。

困りごと❶

集中力が続かない

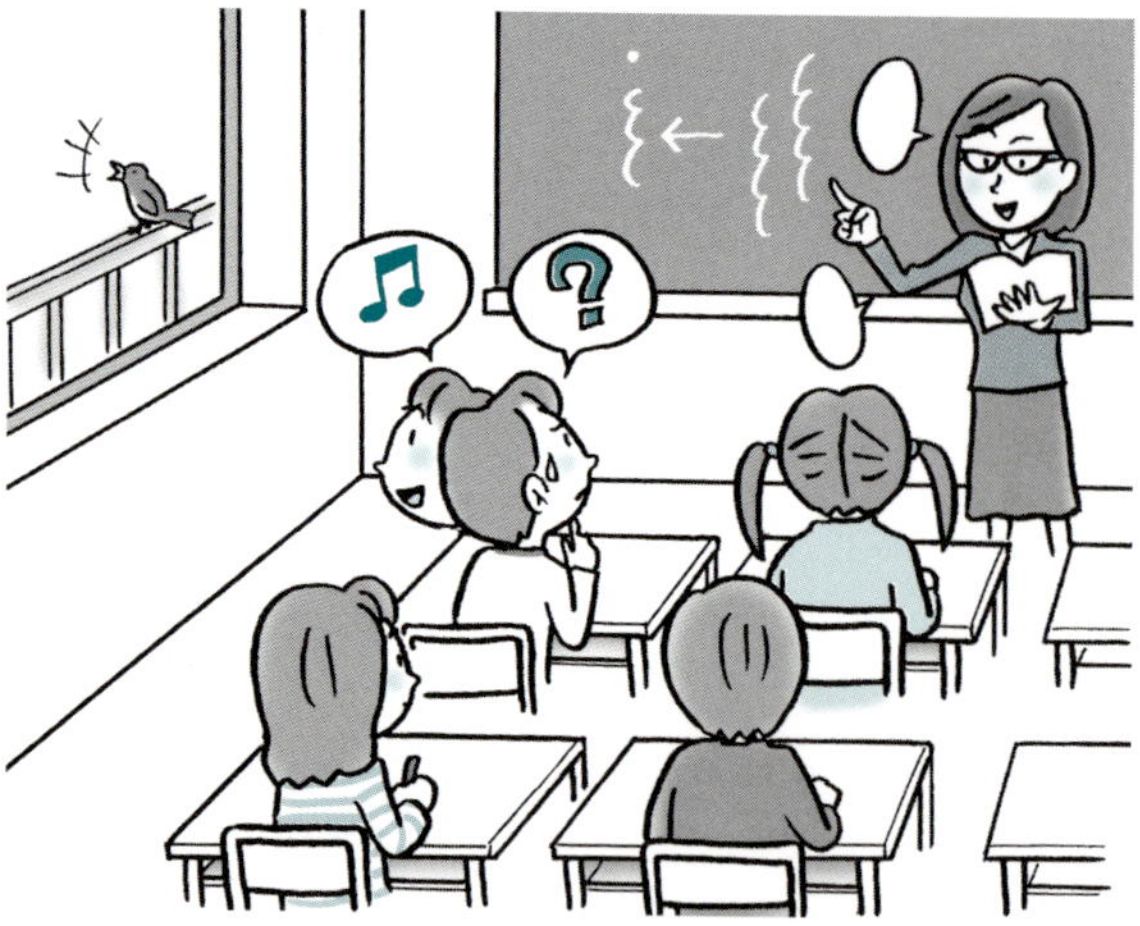

ADHDの特性を併せ持っていると、さまざまな情報を整理して、うまく処理するのが苦手です。そのため気が散りやすく、なかなか一つのことに集中することができません。LDの特性ゆえに、授業の中でわからないことがでてくると、ほかのことに興味が移ってしまう可能性があります。ただ、自分の興味があることに対しては、驚くほどの集中力を発揮することもあります。

困りごと❷

多動性または寡動《かどう》性の傾向がある

LDにADHDの特性が加わると、授業中に席を立って歩き回ったり、席についていても手や足をつねに動かしていたり、じっとしていられない子が多くみられます。また、席が近い子にちょっかいを出したり、話しかけたりして勉強の邪魔をしてしまうケースもあります。逆に、体の動きが鈍くて（寡動）、なにごとにも無気力で積極性に乏しく、授業に集中していないケースもあります。

困りごと③

外からの刺激を受けやすい

さまざまな刺激への反応が鋭く、気になることがあると、すぐそちらの方に目が行ってしまうのはＡＤＨＤによくみられる特性です。勉強についていけず授業中にふと窓の外を見たら蝶が飛んでいた、隣のクラスがドッジボールをしていたなど、気になることがあるとそちらに神経が集中して、授業がそっちのけになってしまう場合があります。こうした問題行動がある場合、教室では外部の刺激を受けやすい窓側や廊下側の席は避けた方がいいでしょう。

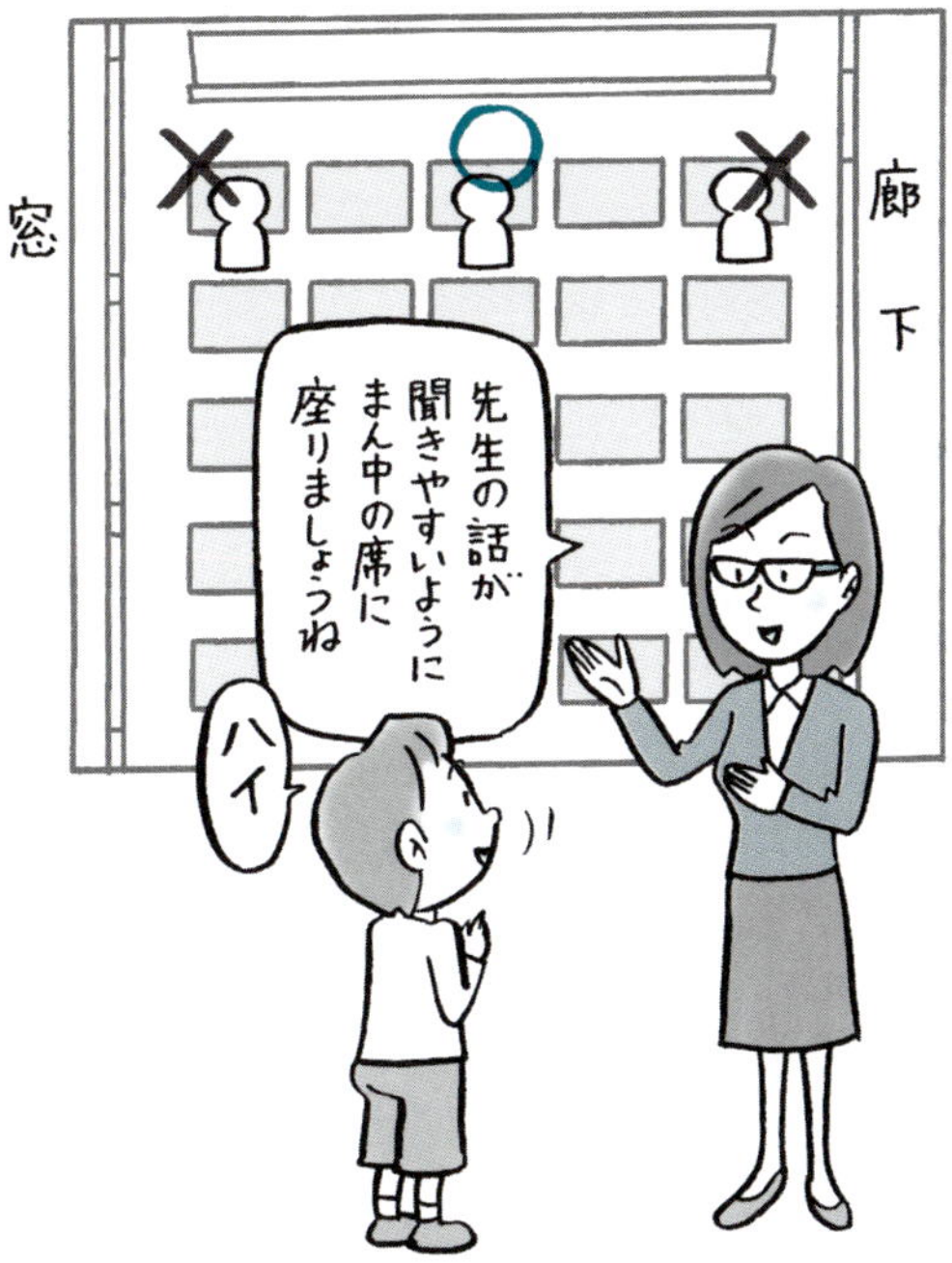
窓
廊下
先生の話が聞きやすいようにまん中の席に座りましょうね
ハイ

困りごと④

臨機応変な対応ができない

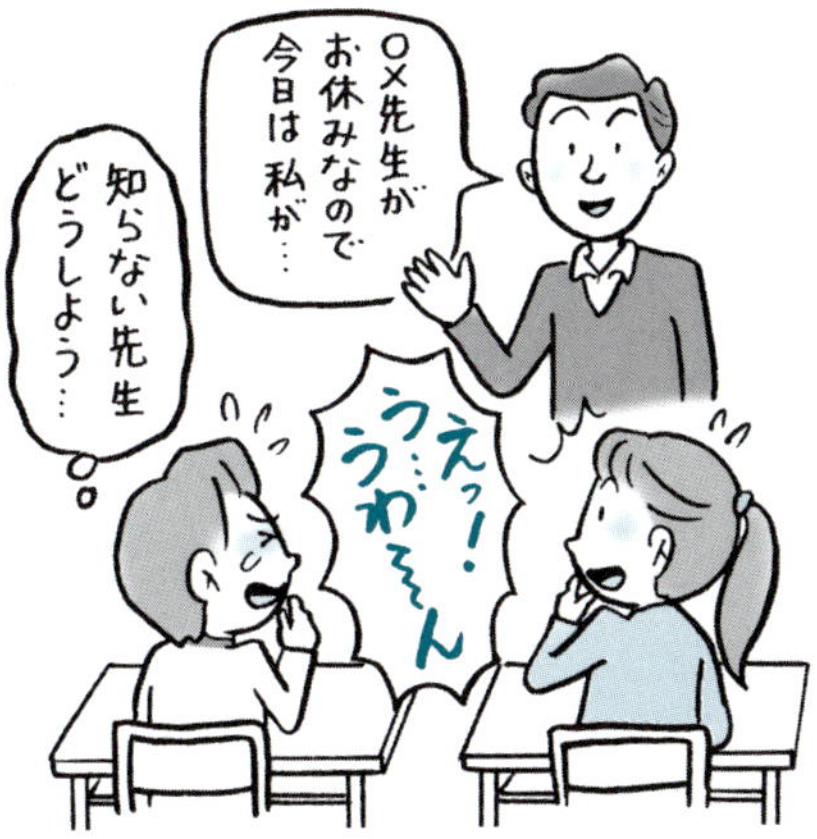
○×先生がお休みなので今日は私が…
知らない先生どうしよう…
えっ！
う…うわ～ん

ＡＳＤの特性を併せ持っているケースでは、突然の変更や変化に対応できない場合があります。授業が急に自習に変わったり、担任の先生の急病でほかの先生が授業をすることになったりすると、その状況に対応できず、混乱してしまう場合があります。子どもによっては泣き出したり、パニックを起こすこともあります。

体を自在に動かすことが苦手

LDの特性に、運動機能の問題があるわけではありません。しかし、頭で理解したように体を動かすことがうまくできないことがあります。

困りごと❶

複数の動きを同時に行う運動が苦手

跳び箱、鉄棒、縄跳び、スキップ……など、複数の動きを同時にコントロールする運動が苦手な子どもがいます。たとえば縄跳びなら、両手で縄を回しながら、それに合わせてジャンプして縄を跳び越えるという一連の動作を頭で理解していたとしても、そうするために体の働きを協調させることがうまくできません。

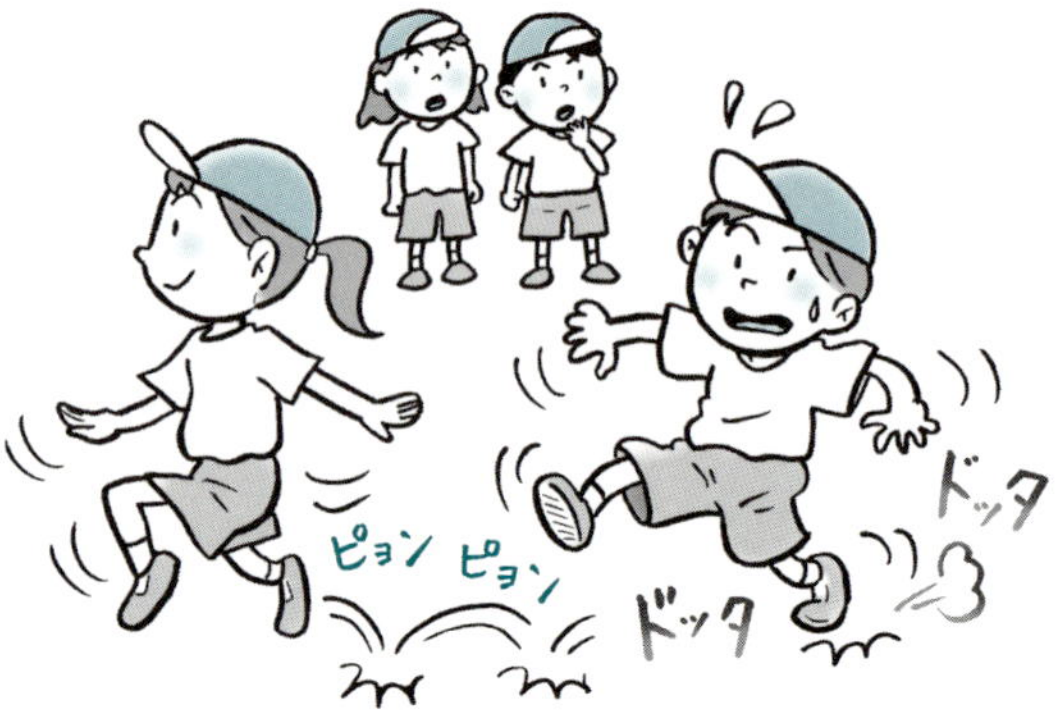

困りごと❷

基本的な動作がそもそも遅い

LDの子どものなかには、基本的な動作がゆっくりしている子がいます。そのため歩くテンポや、走る際の足や腕の動きも遅いため、早く走ることができない場合があります。また、長時間同じ姿勢をとり続けることがむずかしいケースもあります。

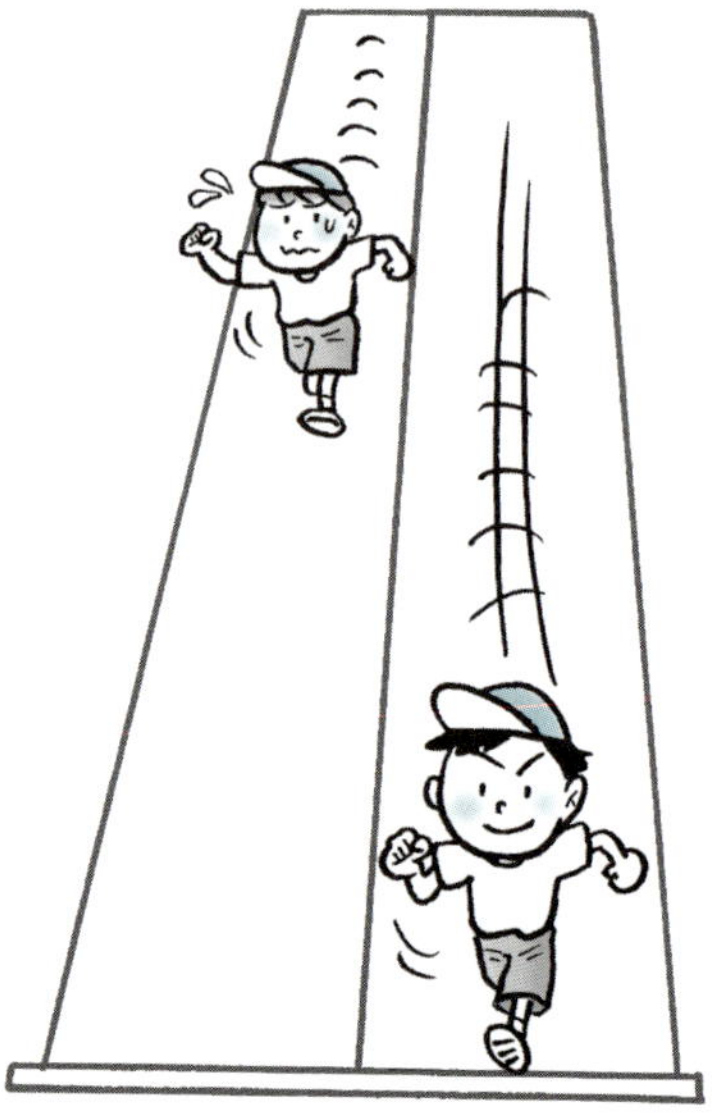

困りごと❸

団体競技が苦手

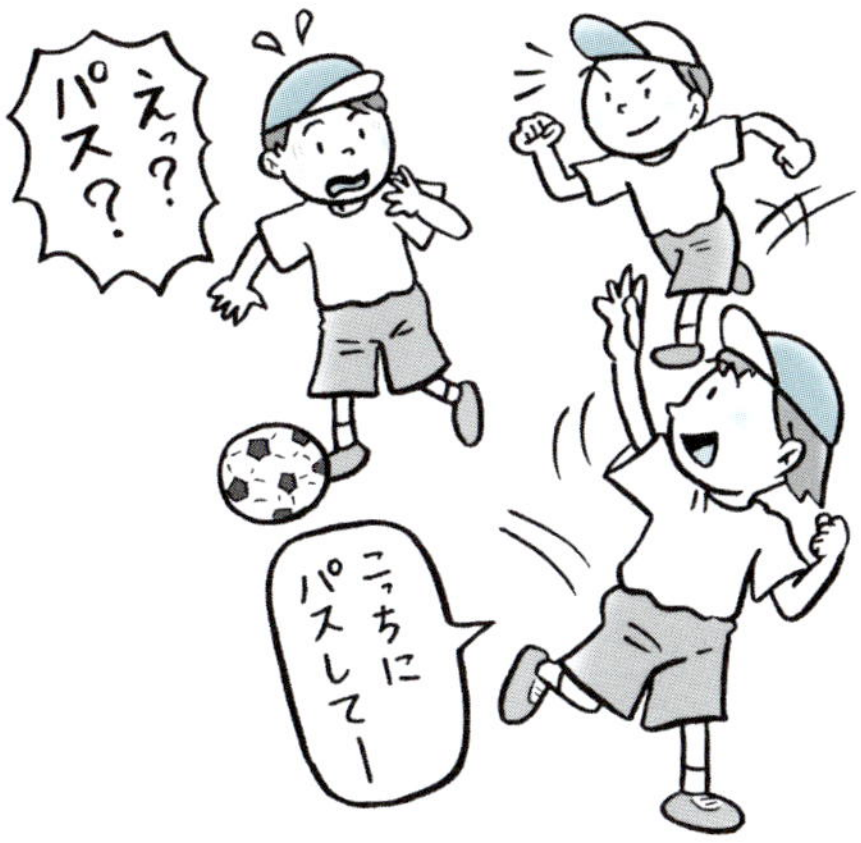
えっ？パス？
こっちにパスしてー

ボールを使う野球やサッカー、あるいは鬼ごっこや陣取りゲームなどの遊びにしても、集団で行うものはルールを覚えるだけでなく、作戦を練ったり、次はどう攻めるかを考えることなども求められます。「推論する」ことが苦手な子どもは、それらがうまくできないため、団体競技が苦手になりやすい傾向があります。

困りごと❹

手先が不器用

感覚認知や空間認知に問題がある子どもの場合、手先が不器用であることが少なくありません。シューズのひもを結んだり、ボタンをかけたりするなどの簡単なことでも、なかなかうまくいかない場合があります。また、文字の「読む」「書く」に問題がなくても、書くことに時間がかかる、文字を正確に書けない、マスからはみ出すなどが見られる場合があります。

困りごと❺

実技系の科目が苦手

筆で文字を書く、図画工作で絵を描いたり木を彫ったりする、縫物をするなど、手先を細かく使う作業が苦手な場合があります。実技のある授業では、上手にできる子とそうでない子の違いが目に見えやすいため、本人が人知れず気にしている場合があります。

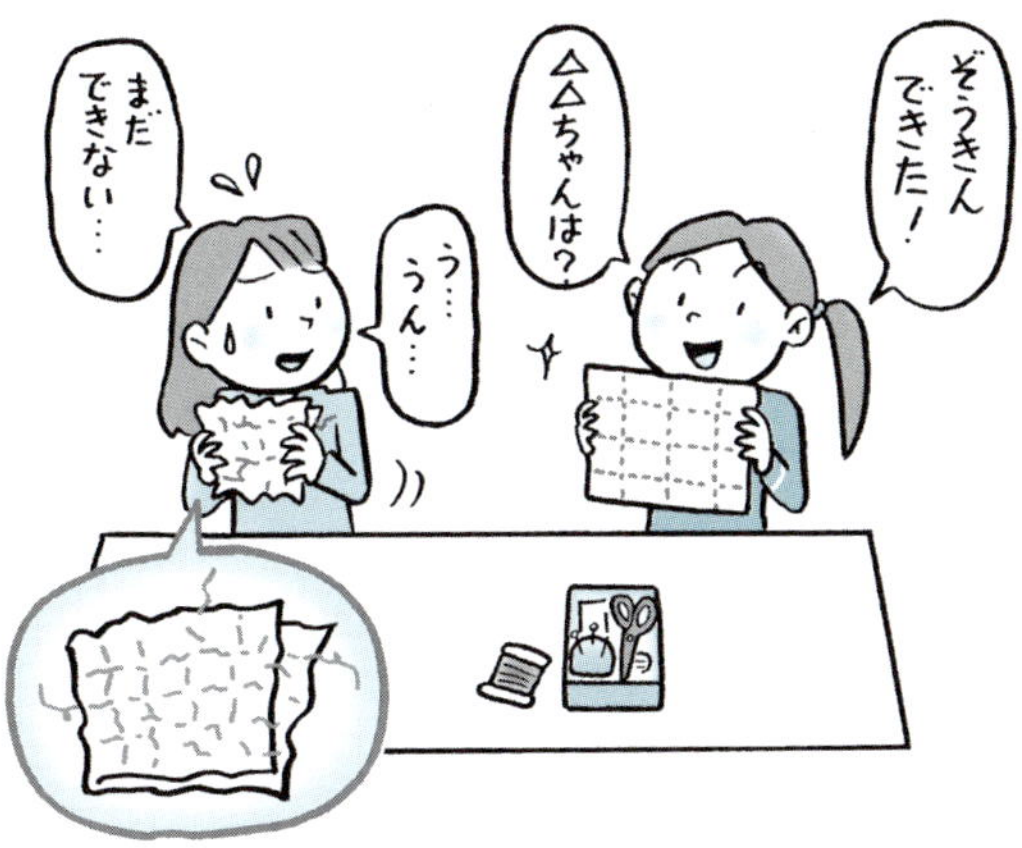
ぞうきんできた！
△△ちゃんは？
う…うん…
まだできない…

解説

LDにも、さまざまなタイプがある

◆どんぐり発達クリニック院長　宮尾益知

LDにおける〝教育の領域〟と〝医学の領域〟

LD（学習障害）は、全般的な知的発達に遅れはないものの、「聞く」「話す」「読む」「書く」「計算する」「推論する」という6つの能力の一つ以上の習得に困難がある状態を指します。英語では「Learning Disabilities」といい、頭文字をとって「LD」と表記されます。

これは文部科学省が定義した〝教育の領域〟でのLDの概念ですが、〝医学の領域〟では、「読字の障害」「書字の障害」「算数の障害」の三つに分ける考え方が一般的です。

というのは、発達障害を診断する際の基準としてよく用いられる、世界保健機関（WHO）の「国際疾病分類（ICD-10）」や、アメリカ精神医学会の「精神障害の診断と統計マニュアル（DSM-5）」の分類では、LDに関する項目がその三つになっているためです。

「読字の障害」は、文字を読むことが困難な障害で、文字を見て理解しているのに言葉として出てこないタイプ（ディスレクシア）と、文章の内容が理解できないタイプがあります。「書字の障害」は、文字を書くのが困難な障害で、文字（とくに漢字）が正しく書けないタイプと、文法や句読点の使い方や文章表現がわからないタイプがあります。

「算数の障害」も、計算が苦手なタイプと、数学的推論ができないタイプがあります。こうして現在では〝医学の領域〟でも、〝教育の領域〟と似た六つの分類に落ち着いています。

LDは、さまざまな〝苦手〟が合併しやすい

とはいえ、LDの子どもが六つのタイプのどれかに、すっきりと当てはまるとはかぎりません。

たとえば、文字を読むのが困難なディスレクシアを例にとると、そもそも文字を正しく読めないと、文字に興味を持ったり、文字を書いたり、文章の内容を理解することが苦手になる傾向が

あります。

そのため、幼児期から絵本の読み聞かせは好きなのに、自分からは読もうとしないという行動が見られます。小学校では教科書の文字がなかなか覚えられず、たどたどしい読み方になったり、読み飛ばしをしたり、つまる音や伸ばす音の読み間違いが起こったりします。そこに漢字が加わると、漢字は組み合わせによって読み方が変わってくるので、読み書きもむずかしくなってきます。高学年になると、漢字の種類が増えてむずかしい単語も多くなり、文章も長くなってくるため、文章の内容を理解するのもむずかしくなってきます。つまり、「読む」が苦手な子どもは、成長とともに「書く」の苦手も引き起こしやすく、また算数においても、文章問題を読んで理解するのもむずかしくなってくる可能性があるのです。

LDとADHDやASDを併せ持つ子もいます

また、LDの子どもは、ASDやADHDの特性が併存している場合も少なくありません。文部科学省が2012年に公立の小・中学校に在籍する生徒を対象に行った大規模調査によると、知的に遅れはないものの学習面や行動面で困難がある子どもは6・5%、そのうちLDと思われる子どもが4・5%、ADHDと思われる子どもが3・1%、ASDと思われる子どもが1・1%という結果でした。医師や専門家による調査ではないことを考慮する必要はありますが、LDからみると約三人に一人はADHDを併せ持ち、約九人に一人はASDを併せ持っていることになります。逆に、ADHDとASDの約半数が学習に困難を抱えている可能性があると推定されています。さまざまな特性を併せ持つことにより、困難もより複雑になるといえます。

特性に応じたサポートを早く開始することが大事

LDは一般的に、小学校に上がってから特性がはっきりしてくることが多いですが、学習面で大きくつまずかないうちにその子の特性に気づき、学習のどんなことが困難なのか、どれくらいまで到達しているのかの評価を行って、その子に応じたサポートをできるだけ早く開始することが大事です。

文法や読解、作文など複雑な言語スキルが求められる小学校高学年になる前に、適切な対応がとられないと、学習が大きく遅れて意欲や自信を失い、不登校や引きこもりなどの二次障害を引き起こす場合があります。教育と医療が連携をして、環境の調整、薬物療法、心理療法などを行う必要があります。

私のクリニックでは、保護者からの問い合わせにより、問診表を送付し、既往歴や発達歴、教育情報、生活や家族情報などの記入と、LD、ADHD、ASDに関連したチェックリストの記入をお願いしています。それを評価し、必要に応じて追加検査を行うなどして、LDの診断をします。そこからLDのさまざまなタイプに合わせたプログラムをつくって学習を支援しています。

意外に多い、ＬＤの有名人

「実は学習障害があったのではないか――？」　意外な有名人にその傾向があったとされる例が少なくありません。

たとえば、ルネサンス文化の立役者で、科学や技術、芸術にも秀でていたレオナルド・ダ・ヴィンチは、実は言葉の習得が遅く、無口だったのだとか。しかも膨大なメモを取り続けていたことでも有名ですが、その文字は左右が反転した鏡文字だったといいます。

相対性理論で有名な物理学者のアインシュタインは、暗算が苦手だったといわれています。また、私生活でも奇行が多く、興味のないことには無関心だというＡＳＤの傾向をともなうＬＤだったと考えられます。

世界的に有名なミッキーマウスの生みの親、ウォルト・ディズニーも、実は失読症（ディスレクシア）に苦しんでいたといわれます。ほかにも自らディスレクシアを告白している有名人は数多く、「未知との遭遇」や「ジュラシック・パーク」など数々の名画の監督を務めたスティーヴン・スピルバーグ、ハリウッドの代表的なスター、トム・クルーズやキアヌ・リーブスなどがあげられます。

こうしたＬＤの特性のある人が第一線で活躍し、大きな成功を収めた陰には、本人の並々ならぬ努力があったことはもちろんですが、ある種の「こだわりの強さ」がなにかを極めようとする原動力になったとも考えられます。また、周囲の人の理解とサポートがあったことも間違いありません。

第4章

LD
――家庭での対応編

LDの特性になるべく早く気づくことで、まわりのサポートも受けやすくなります。それにより、勉強についていけなくなったり、クラスのなかで浮いてしまったり、不登校になってしまうなどを回避することにもつながります。そのために家庭で心がけたい対応について紹介します。

基本的にどう接したらいいの？

LDだからといって、特別にとらえることはありません。特性をよく理解した上で、できることや良い部分を伸ばせるように接してあげましょう。

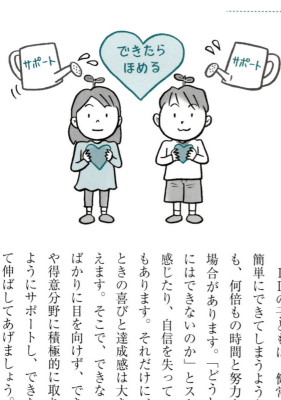

ポイント1
できることを伸ばそう

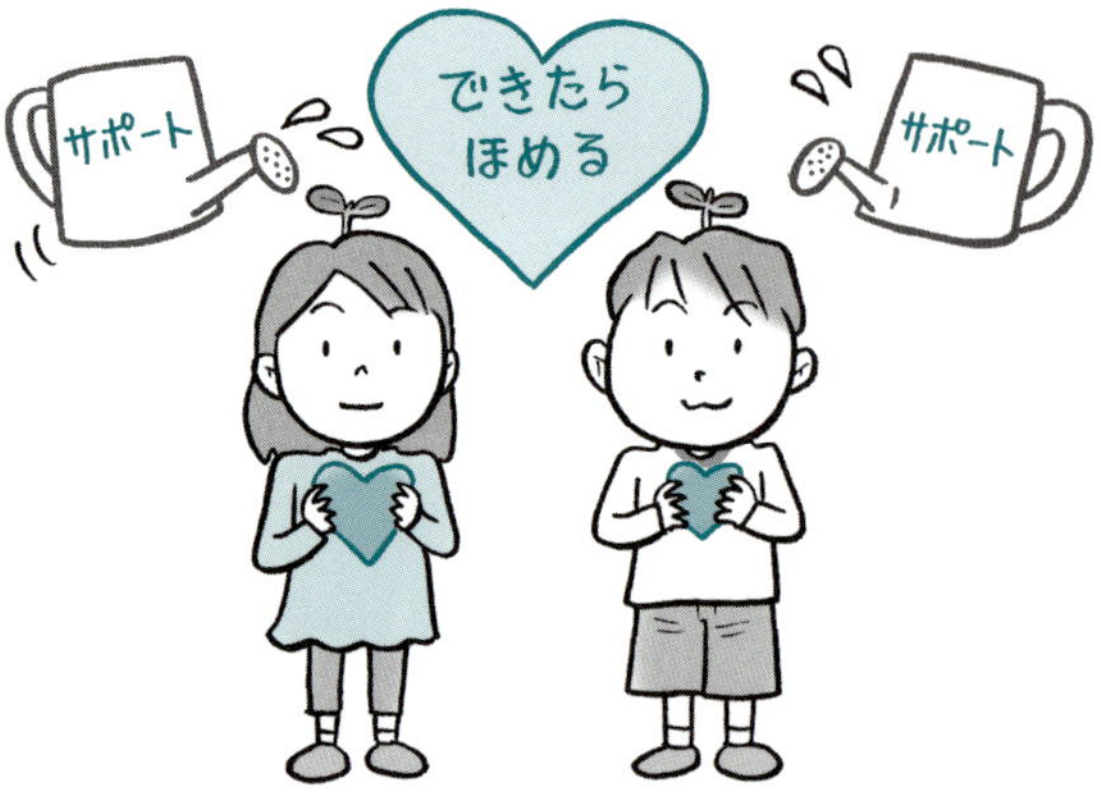

ＬＤの子どもは、健常の子なら簡単にできてしまうようなことでも、何倍もの時間と努力を要する場合があります。「どうして自分にはできないのか」とストレスを感じたり、自信を失っている場合もあります。それだけに、できたときの喜びと達成感は大きいといえます。そこで、できないところばかりに目を向けず、できることや得意分野に積極的に取り組めるようにサポートし、できたらほめて伸ばしてあげましょう。

ポイント2
ほかの子と比較しない

障害の有無にかかわらず、親はつい他人の子と自分の子を比較してしまうものです。ＬＤの子どもの場合、ほかの子が簡単にできるようなことがうまくできないため、「なんでうちの子は……」と落胆してしまうかもしれません。しかし、うまくできないのは努力が足りないわけでも、なまけているからでもありません。

本人はもっと歯がゆい思いをしています。子どもの成長は人それぞれととらえて、決してほかの子とは比べないことです。

ポイント3　叱るよりも一緒に考える

本人はやる気があるにもかかわらず、学習面に支障が出るのがLDです。問題が解けなかったとき、「どうしてできないの？」「何度やったらわかるの？」などと、強く叱ることはやめましょう。本人もつらい思いをしているはずです。理解するのが遅いからといって、無理に教え込もうとすると、子どもは混乱してしまいます。むやみに叱るのではなく、子どもの気持ちに寄り添って、どうすれば理解しやすくなるのかを一緒に考えましょう。

ポイント4　甘やかさない

子どもに障害があるとつい甘やかして、親が子どもの世話を焼いてしまう場合があります。しかし、それは子どもの成長や自立のためになりません。親が手をかければかけるほど、子どもの「やってみよう」という意欲や行動力をうばう結果にもなりかねません。やりたいもの、行きたい場所、知りたいことなど、子どもの意思を尊重し、自ら選んで行動する習慣をつけさせてあげましょう。

たとえ失敗しても子どもなりにそこから学んで、「次はこうやってみよう」という意欲につながります。

ポイント5　あきらめないこと

LDの特性が自然に変化したり、なくなったりすることはありません。だからといって、「できなくても仕方がない」と子どもを放任するのはよくありません。子ども自身、成長とともにほかの子と自分との違いに気づき、ストレスを感じています。親の無関心な態度が子どものやる気の芽をつみ、孤立させることにもなりかねません。

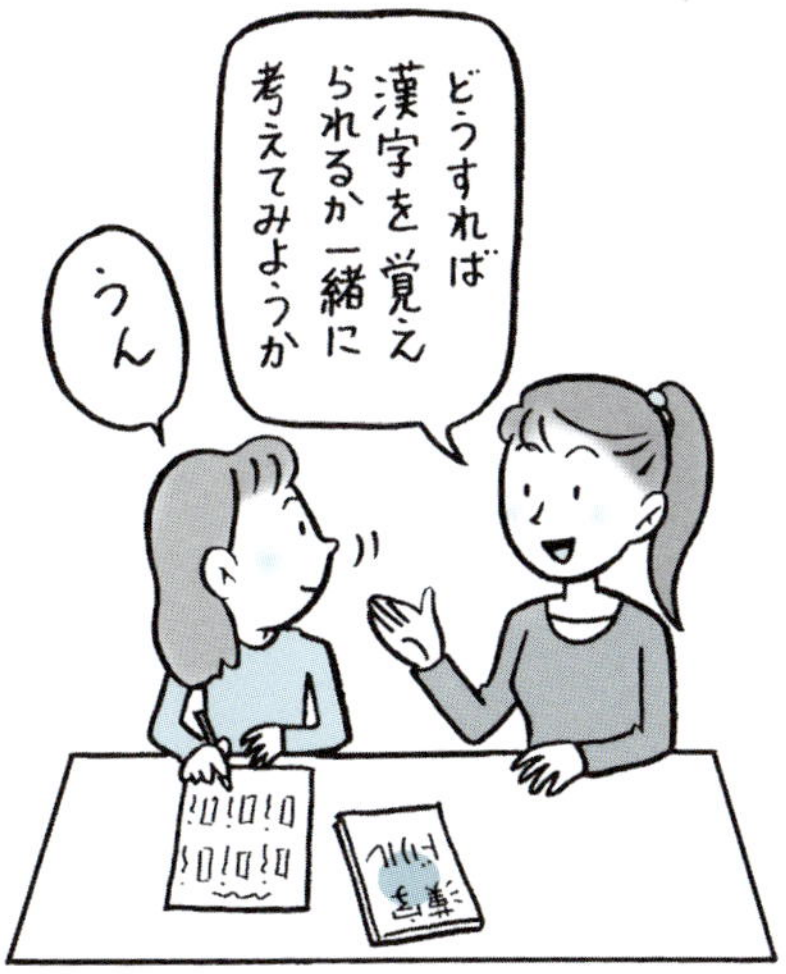
どうすれば漢字を覚えられるか一緒に考えてみようか
うん

子どもにLDについて聞かれたら、どう答えればいい？

基本的に特性について隠す必要はありません。しかし、「学習障害」であることをストレートに言うのではなく、子どもの立場に立って、特性を中心に伝えるよう心がけましょう。

ポイント1
へたな隠し立てはしない

子どもは成長とともに、自分がほかの子とは違うことに気づき始めます。子どもがその違和感について聞いてきたら、「なんでもないよ」「大丈夫だよ」とその場をとりつくろうのは得策ではありません。

そうなると、「自分の不安な気持ちをわかってくれない」と、失望感を抱かせてしまう場合があります。ＬＤであることを伝える際には、子どもが受診した医療機関や専門機関をたずね、医師や専門家の口から説明をしてもらうのもいい方法です。

ポイント2
「障害」ではなく「個性」だと説明する

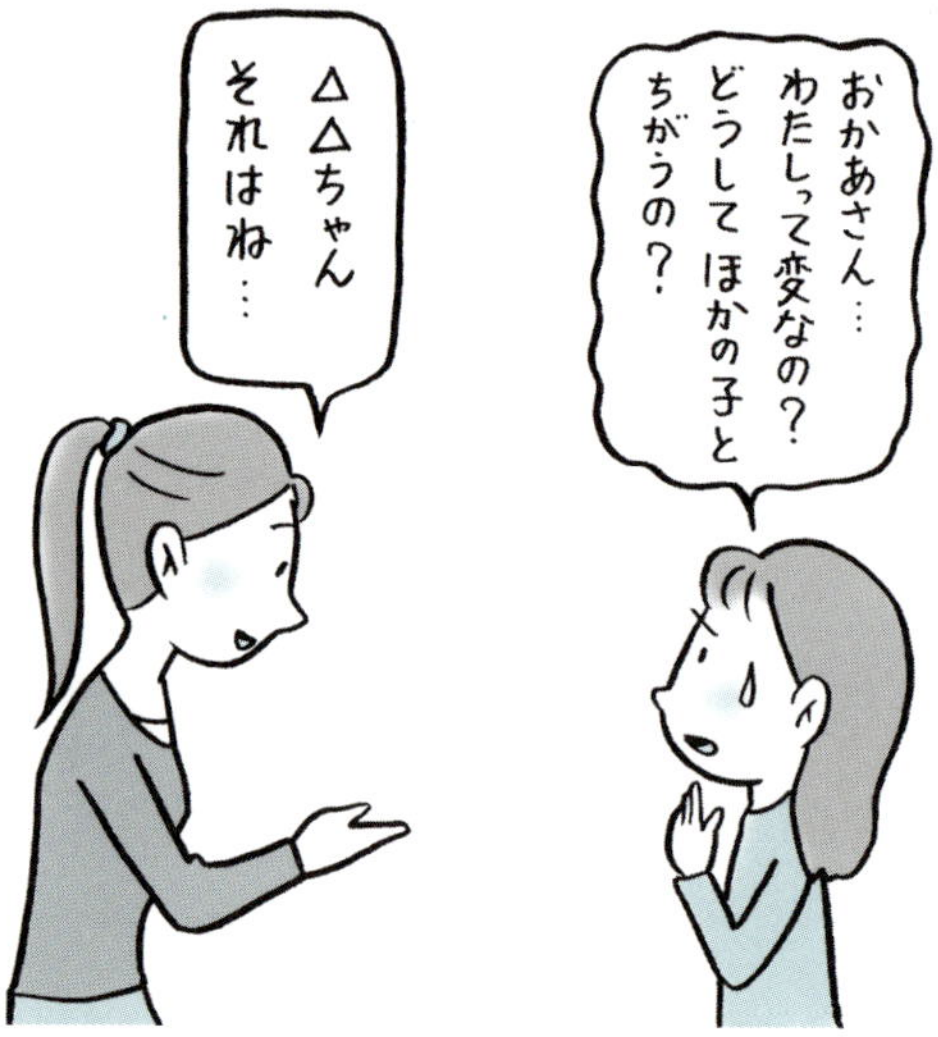
おかあさん…
わたしって変なの？
どうして ほかの子と
ちがうの？
△△ちゃん
それはね…

子どもにＬＤのことを説明する際、「障害」という言葉をいわないようにしましょう。診断名は学習障害でも、病気ではありません。子ども一人ひとりに個性があるように、ＬＤの特性も一つの個性です。それを子どもに説明するとともに、親はいつも味方であり、全力でサポートすることを伝えてあげましょう。

ポイント3

子どもの状況に合わせて話す

「何度やってもうまくできない」「自分はほかの子と違っている」ということに疑問を抱き始める年齢は、子どもによって異なります。子どもの状況や理解力のレベルに合わせて、子どもが納得できるように、わかりやすい言葉を使っていねいに説明しましょう。苦手なことやうまくできない理由がわかると、補助具を使ったり、やり方を変えてみるなど前向きに取り組む意欲につながりやすくなります。

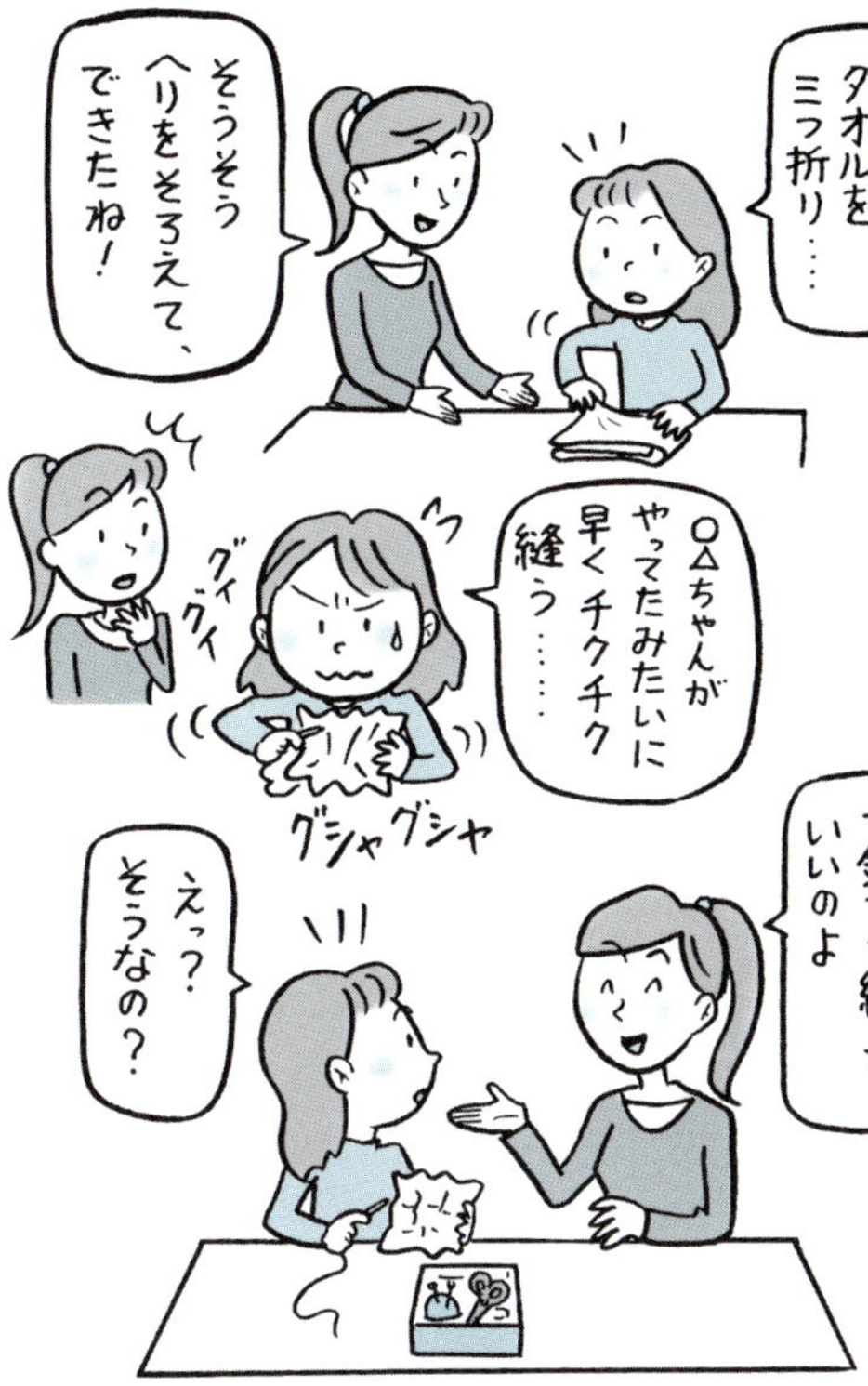
えっと…タオルを三つ折り……
そうそうへりをそろえて、できたね！
グィグィ
○△ちゃんがやってたみたいに早くチクチク縫う……
グシャグシャ
もっとゆっくり一針ずつ縫っていいのよ
えっ？そうなの？

ポイント4

特性を言い訳にはさせない

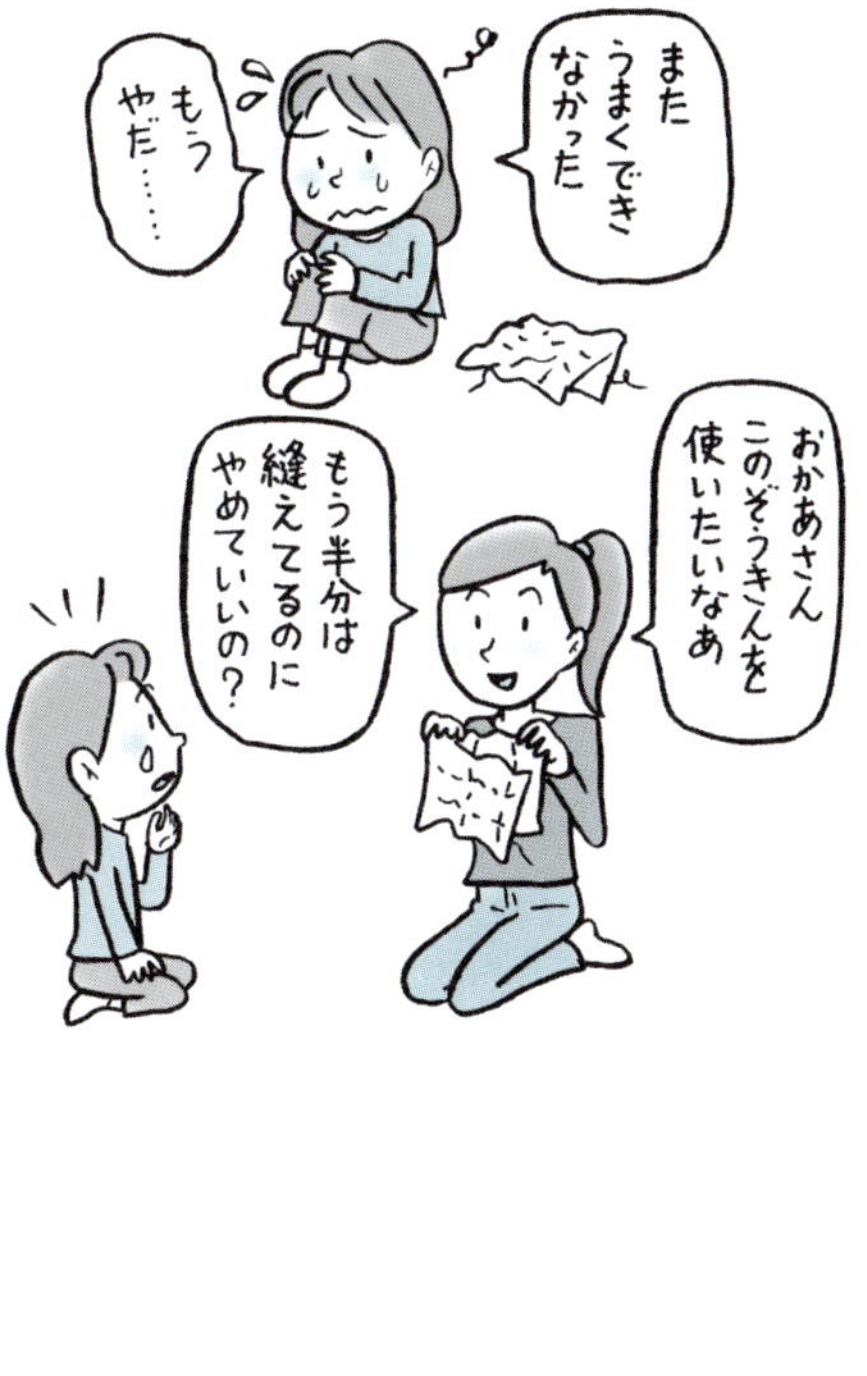
またうまくできなかった
もうやだ……
おかあさんこのぞうきんを使いたいなあ
もう半分は縫えてるのにやめていいの？

自分がLDだということを知って、「やってもできない」「がんばってもムダ」とあきらめてしまう子どももいます。また、LDを言い訳に、できることもやろうとしなくなってしまう場合もあります。子どもが、自分の特性をスムーズに受け入れるとはかぎりません。なかにはヤケを起こしたり、やる気を失ってしまうことも考えられます。それでも、特性を言い訳にさせないように、親がしっかりとサポートする姿勢を見せることが大切です。

ほかのきょうだいとの接し方はどうする？

ＬＤの子どもを特別扱いすることは、その子にとってもほかのきょうだいにとっても好ましいことではありません。子どもたちとは分け隔てなく接するように心がけましょう。

ポイント 1

接し方は〝平等に〟が基本

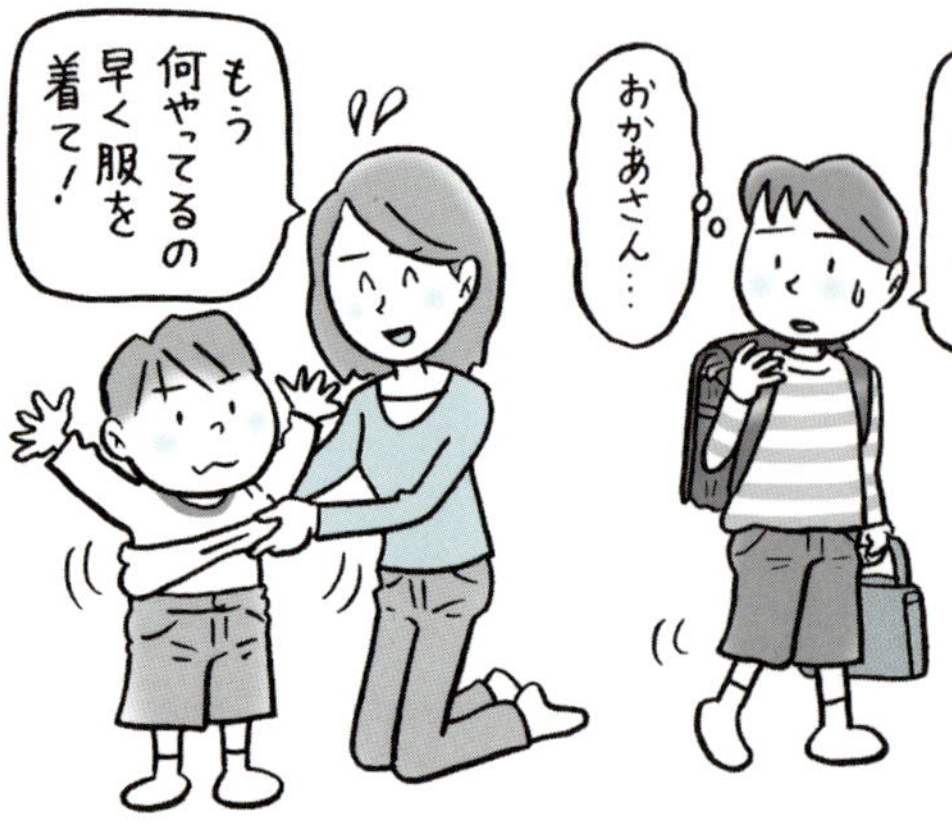
いってきます
おかあさん…
もう 何やってるの 早く服を着て！

ＬＤの子どもがいると、どうしても親の目はその子に向きがちになります。しかし、ＬＤの子どもを特別扱いするのはよくありません。ＬＤの子どもは特性ゆえに困難や生きにくさを感じていますが、きょうだいもがまんしたり、遠慮している場合もあります。子どもたちには等しく目を配り、平等に接するように心がけましょう。

ポイント 2

きょうだい同士を比べない

そのつもりはなくても、知らず知らずきょうだいを比べて見ていることがあります。とくにＬＤの子どもは、ふつうの子なら簡単にできるようなことがうまくできないため、「お兄ちゃんはすぐにできたのに、あなたは……」と、つい言葉や態度に出てしまう場合があります。それはきょうだいをライバル関係にし、反目させてしまったり、お互いを競争させることにつながりかねません。成長はそれぞれととらえて、きょうだい同士を決して比べないことです。

ポイント3　一方にかかりきりにならない

ＬＤの子どもに必要以上に手をかけてしまい、勉強を見てあげたり、特別なごほうびをあげたりなどしてしまう場合があります。そんな親の態度が、ほかのきょうだいには「えこひいき」に見え、さびしさややっかみを覚える場合があります。きょうだい関係をギクシャクさせないためにも、特性があるからと特別視せず、その子どもだけにかかりきりにならないことが大切です。

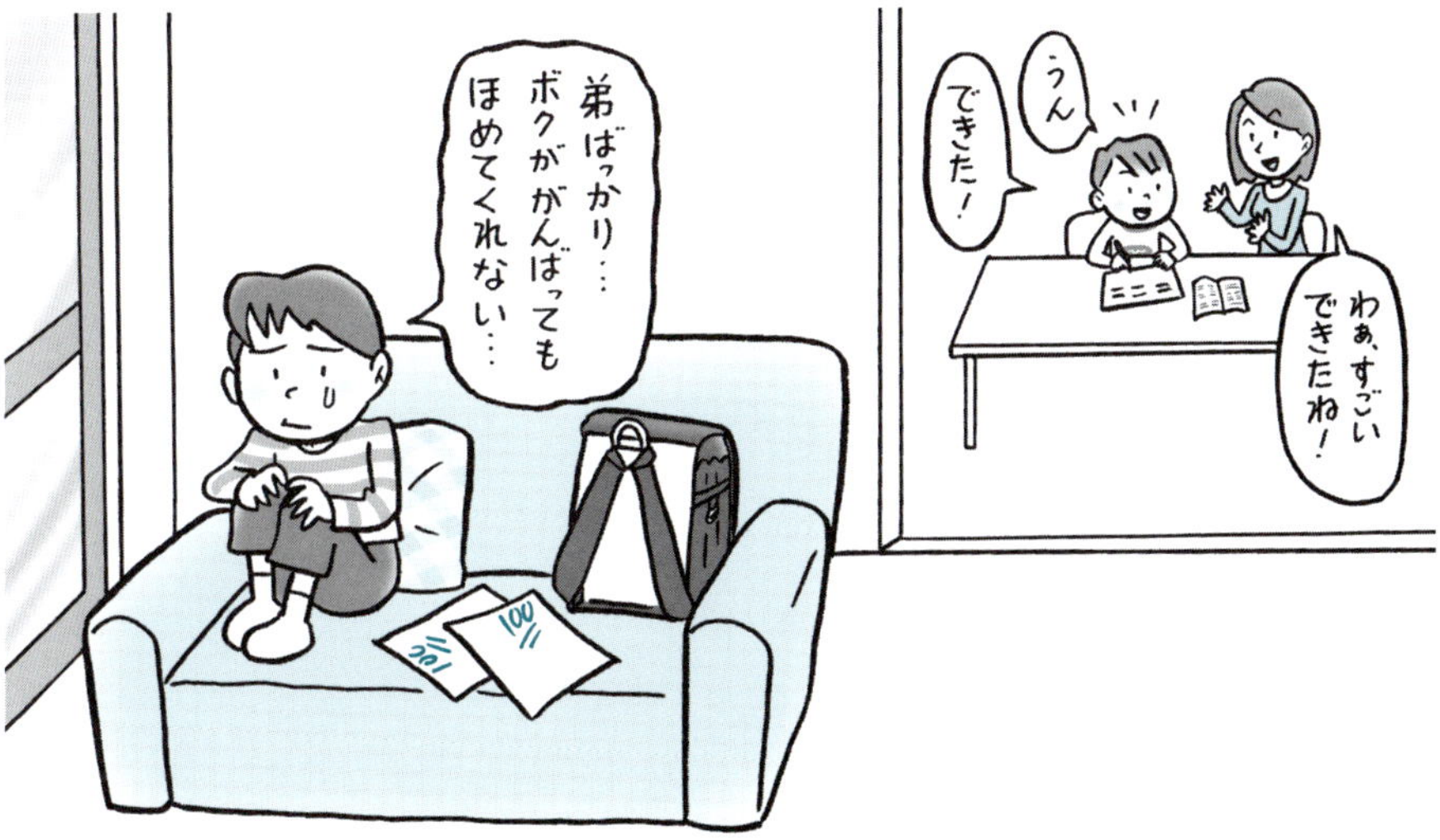
わぁ、すごい できたね！
うん
できた！
弟ばっかり… ボクががんばっても ほめてくれない…

ポイント4　年齢相応を求めない

ＬＤの子どもが上の子だった場合、「おにいちゃんなのに、まだできないの？」「おねえちゃんだから、これくらいやってよ」といってしまうことはありませんか。また、下の子の場合なら、「おにいちゃんは、すぐにできたわよ」などと口に出してしまうことはないですか。親はつい子どもに年齢相応の成長を求めてしまいがちです。しかし、ＬＤの子どもにとって、「○年生ならできるはず」という基準は、大きなプレッシャーに感じてしまいます。

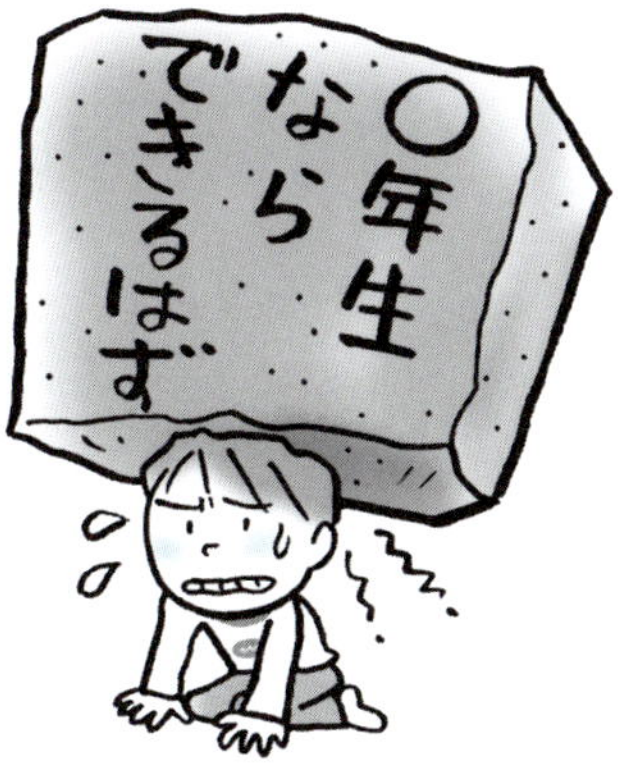
○年生 なら できるはず

家庭でのしつけの注意点は？

家庭でのしつけは、社会性を身につける基礎であり、第一歩となります。ただ、無理強いせずに簡単なところから始めてみましょう。

ポイント 1

家庭生活に必要なルールをつくろう

家庭の中で、生活に必要な最低限のルールを設けましょう。「朝6時半に起きる」「服を脱ぎっぱなしにしない」「学校の準備は前日の晩にしておく」「出かけるときは『行ってきます』という」といった感じです。ただ、たくさんのルールをいっぺんに教えても、覚えられない場合があります。まずは簡単なことから始めて、一つ身についたらほめてあげましょう。

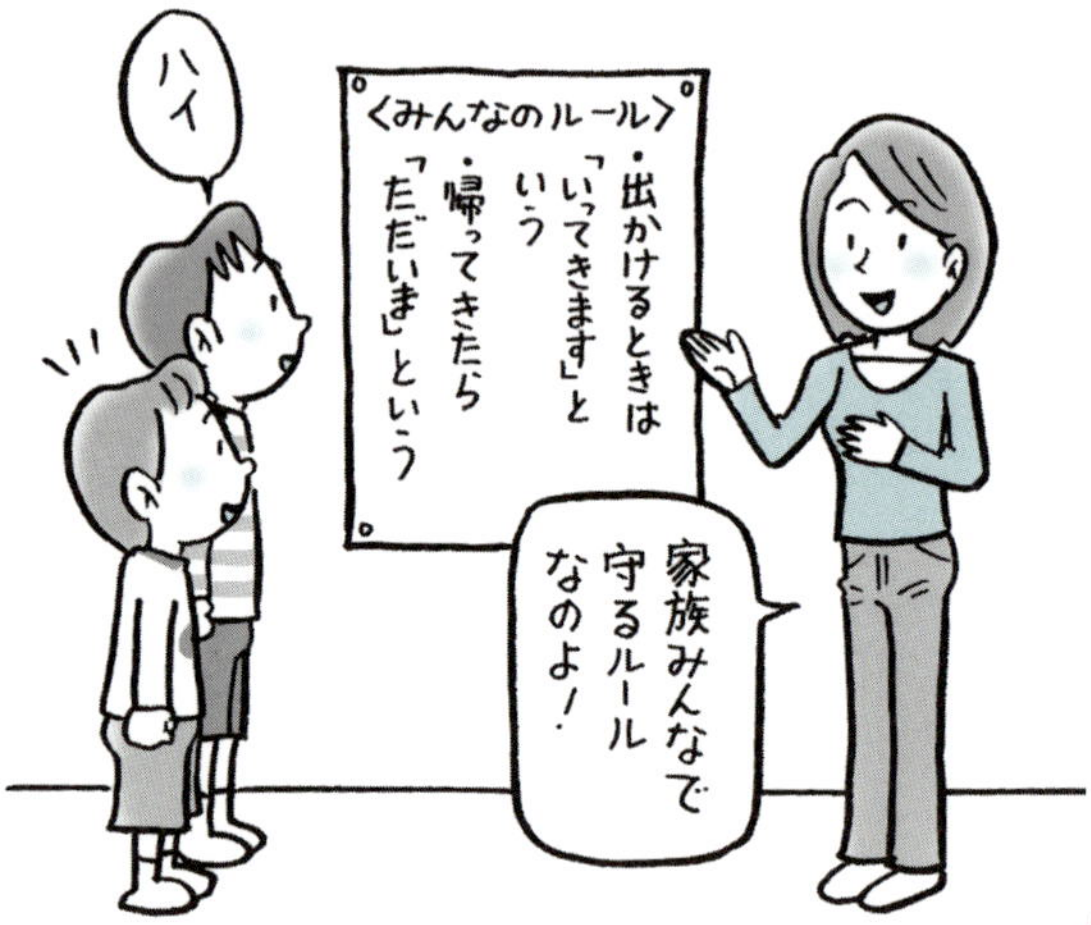
ハイ
<みんなのルール>
・出かけるときは「いってきます」という
・帰ってきたら「ただいま」という
家族みんなで守るルールなのよ！

ポイント 2

学校生活に必要なルールを教える

学校生活を送る上で必要なルールがあります。できるだけ簡単なことから教えていきましょう。「朝、先生や友だちと会ったら『おはよう』という」「授業中は席につく」などです。LDとADHDの特性を併せ持っている子どもの場合、学校で問題行動をとる可能性もあります。その場合、特性を見極めながら、ルールを根気よく教えていきましょう。

ポイント3 守らなければいけないことをしっかり教える

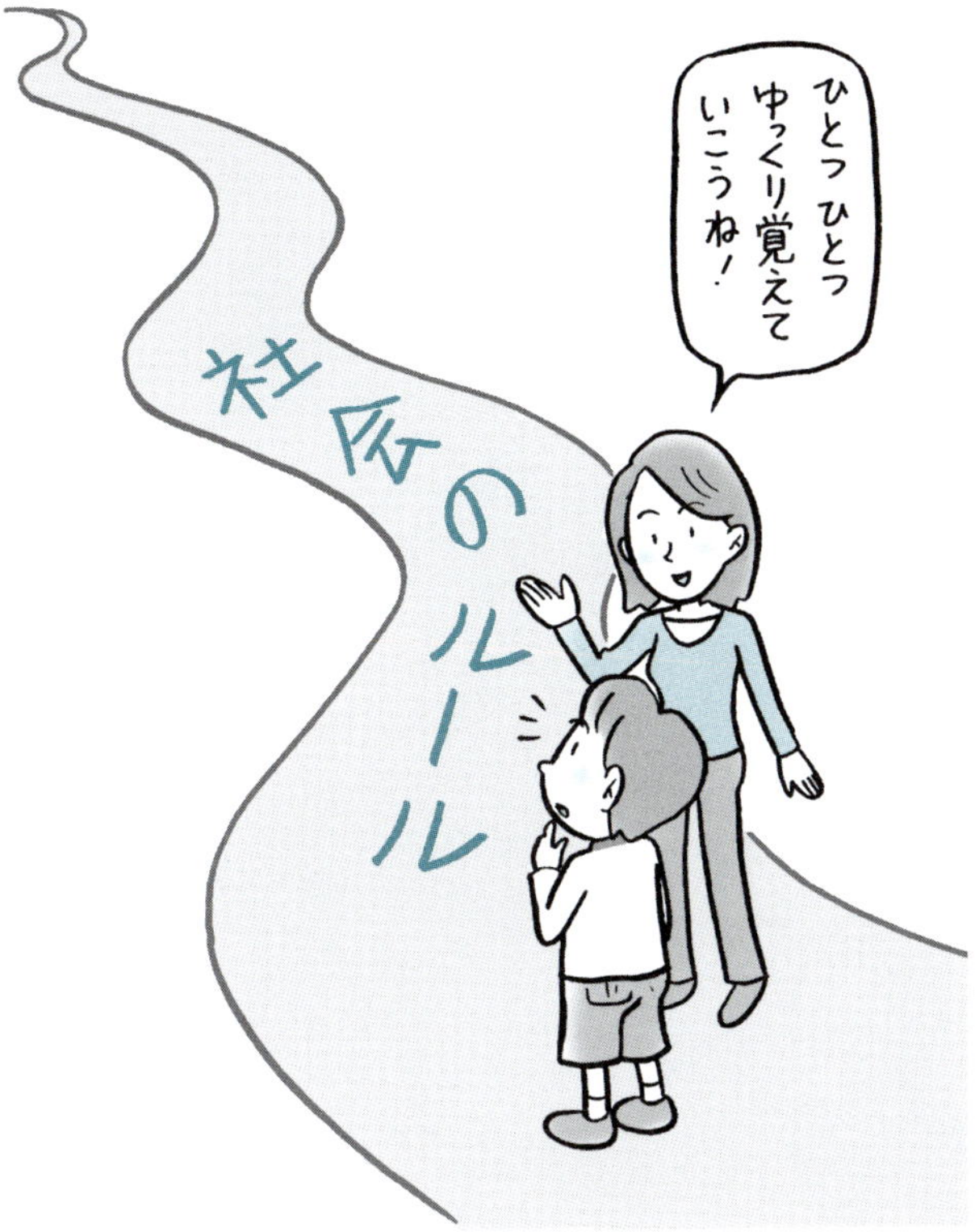
ひとつ ひとつ ゆっくり覚えて いこうね！
社会のルール

家庭の中も含め、社会の中では守らなければならないルールがあります。たとえば、「先生（親）の指示を守る」「制止する」「時間を守る」「がまんする」「順番を守る」「待つ」などです。しかし、一番重要なことは自分も他人も傷つけない（ケガさせない）ことです。

ポイント4 何度も繰り返し教える

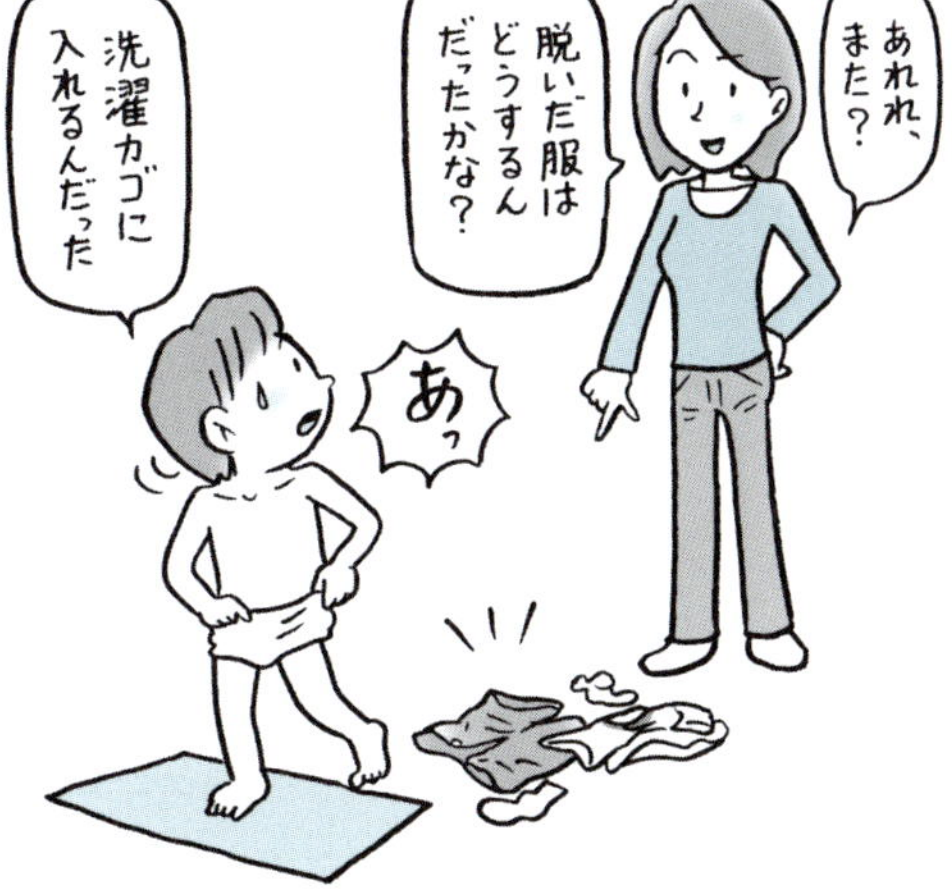
あれれ、また？
脱いだ服は どうするん だったかな？
洗濯カゴに 入れるんだった
あっ

子どもが教えたことを守れないと、「どうしてできないの？」「何度いえばわかるの？」とつい声を荒げて叱ってしまいがちです。しかし、子どもができなかったことを責めないようにしましょう。大人から見れば簡単なことのようでも、子どもにとっては覚えること自体に苦労する場合もあります。感情的にならずに何度でも、根気よく教えてあげましょう。

家庭での学習はどう見てあげればいいの？

基本的に子どもの学習については、親が見てあげたり、つきっきりで勉強させるという方法は避けた方がいいでしょう。学校以外の学習は第三者に任せることが基本です。

ポイント 1

小学校低学年のうちは親が見てあげてもいい

学校の授業を通じて、徐々に「うまく読めない」「うまく書けない」などＬＤの特性が明らかになっていきます。小学校低学年のころは子どもの苦手をフォローする意味で、親が子どもについて宿題などを見てあげるといいでしょう。思ったように本人が理解できなくても、あわてず、あせらず、根気よくサポートしてあげましょう。

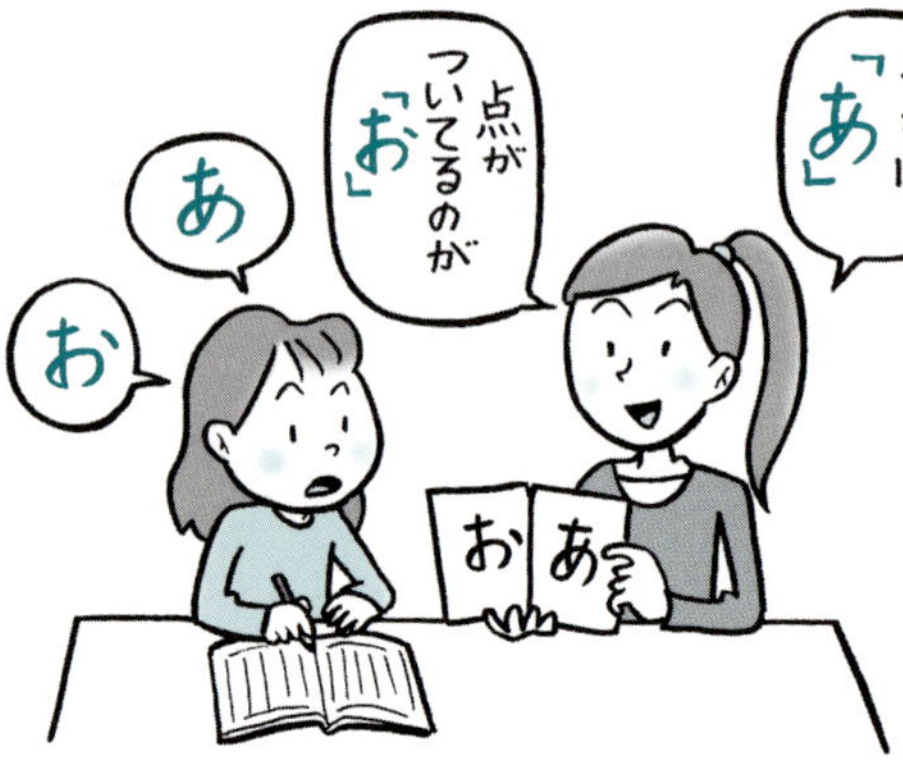

ポイント 2

小学校中学年以降は第三者の力を借りよう

子どもが小学校中学年になったら、家庭学習は親がついてやらせるというスタイルから卒業した方がいいかもしれません。子どもがうまくできない、なかなか覚えられないようなとき、親はどうしてもイライラして「どうしてこんなこともできないの？」と感情的に叱ってしまう場面が多くなるからです。

基本的に学校以外での学習は、親が教えるということをせず、個別指導体制をとっている塾や家庭教師など、第三者に任せるといいでしょう。

ポイント 3
自主性を育ててあげよう

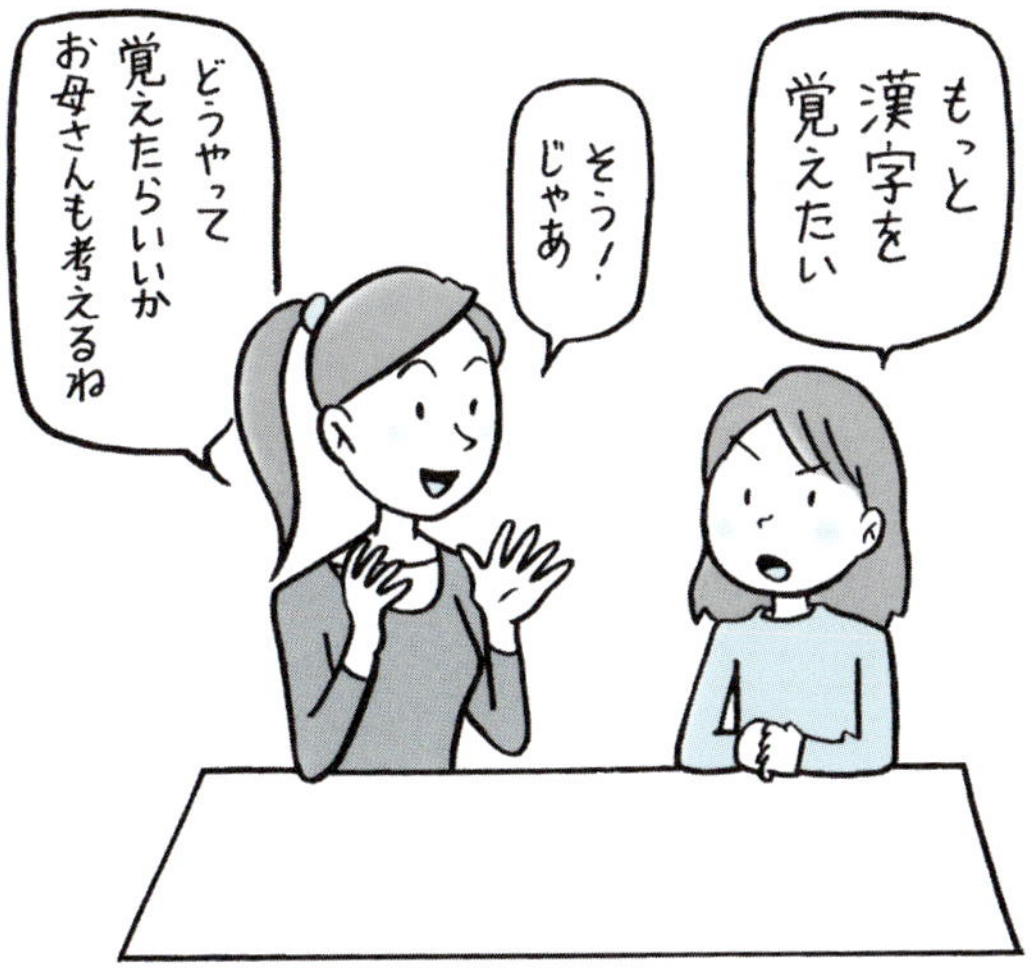
もっと漢字を覚えたい
そう！じゃあ
どうやって覚えたらいいかお母さんも考えるね

子どもにLDの特性があると、親は子どもの学習面につい口を出してしまいがちです。しかし、勉強のやり方や教材などなんでも親が決めてしまうと、子どもなりに工夫して学ぼうとする意欲の芽をつんでしまう場合があります。できるだけ自分からなにをするかを考える習慣をつけさせてあげましょう。自分のやり方がうまくいけば、自信にもなります。

ポイント 4
教材を手づくりしてみよう

LDの特性による苦手を克服するために、繰り返し読ませたり、書かせたり、計算させたりすると、本人が苦手意識を強くし、勉強自体をきらいになってしまうかもしれません。家庭での学習支援は、無理なく楽しく続けられるように工夫しましょう。たとえば、子どもの苦手に合わせて、「絵カード」「鏡文字カード」「漢字ブロックカード」「擬音・擬態語カード」など、便利な教材を活用するのも一つの方法です。手づくりしてもいいですし、インターネットからダウンロードできるものもあります。子どもが学習に取り組んで、小さなことでも「できた」ときは、「えらいね」「よくやったね」とほめてあげましょう。

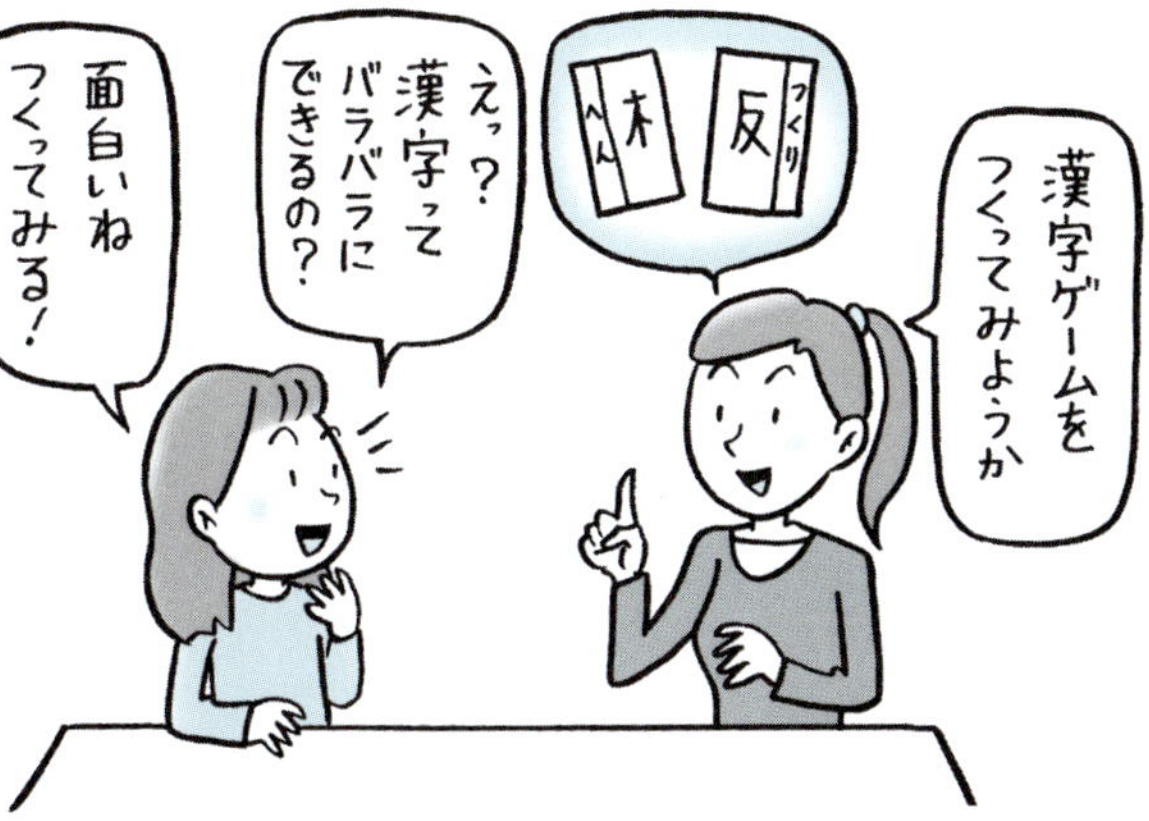
漢字ゲームをつくってみようか
へん
木
反
つくり
えっ？漢字ってバラバラにできるの？
面白いねつくってみる！

家のお手伝いはどうしたらいい？

家でのお手伝いは、自主性や責任感、自尊心、社会性などを育むいいきっかけになります。子どもがお手伝いできる場を積極的に設けて、できたことを評価しましょう。

ポイント 1 お手伝いを一つ任せてみる

家のお手伝いはむしろ積極的にやらせましょう。ただ、一度にあれもこれも手伝わせようとすると、子どもが混乱して身につかなかったり、途中で投げ出してしまう可能性があります。洗たく機を回す、洗たく物をたたむ、お風呂を掃除する、料理する……など、まずは子どもが無理なくできそうなことを一つだけ任せてみるのがコツです。

本人が苦にしていないようなら、そのまま継続して任せることで責任感も芽生えてきます。

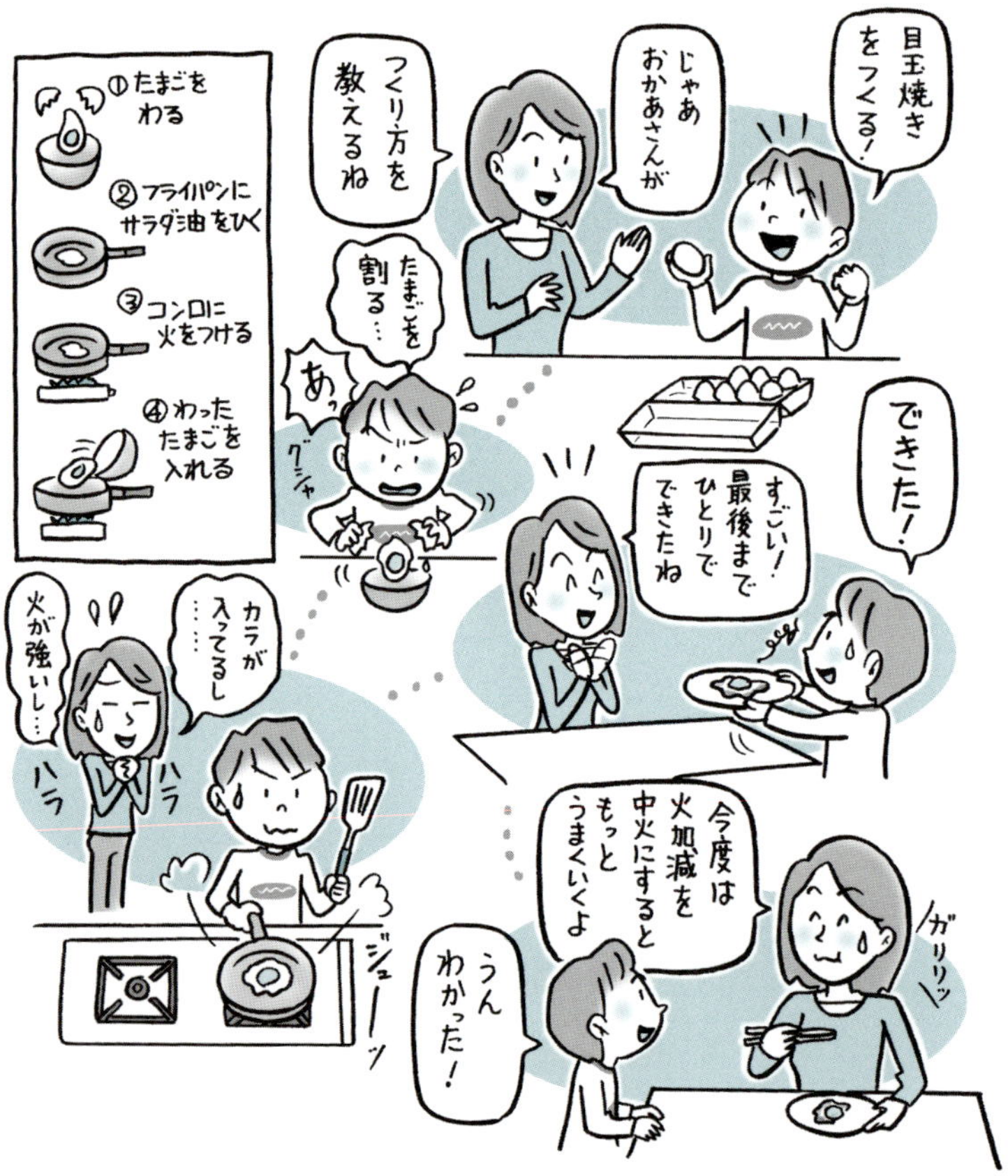
目玉焼きをつくる！
じゃあおかあさんが
つくり方を教えるね
①たまごをわる
②フライパンにサラダ油をひく
③コンロに火をつける
④わったたまごを入れる
たまごを割る…
あっ
グシャ
できた！
すごい！最後までひとりでできたね
カラが入ってるし……
火が強いし…
ハラハラ
ジューーッ
今度は火加減を中火にするともっとうまくいくよ
うん わかった！
ガリリッ

ポイント2 はじめはお手本を見せる

はじめのうちは子どもと一緒に作業をして、お手本を見せてあげましょう。やり方のコツがつかめてきたら徐々に一人でやらせるようにして、「できた！」という体験をさせてあげましょう。ただ、特性によっては、作業の手順がなかなか覚えられなかったり、手先が不器用でうまくできない場合があります。そんなときはあせらず、横について次はどうするか具体的に指示を出したり、できないことは親子で分担するなどしましょう。作業の手順や道具の使い方をわかりやすくイラストや図示して、目につくところに張っておくのもいい方法です。

ポイント3 任せたことに口を出さない

子どもは一生懸命取り組んでいるつもりでも、うまくいかないこともあります。そんな様子を陰で見ていると、ハラハラしたりイライラしたりするかもしれません。だからといって、つい口や手を出してしまうと、子どもはやる気がそがれてしまいます。出来上がりがどうであれ、お手伝いの間は席を外すなどして、子どもに任せてしまうことも大切です。

ポイント4 できたらほめてあげよう

お手伝いが終わったら、子どものがんばりをほめてあげましょう。子どもは意外に親の評価を気にするものです。実際にはうまくできていなかったとしても、まずは最後までやりきったことをねぎらい、評価してあげることが大切です。改善した方がいい点があれば、「今度はこうしてみると、もっとうまくいくよ」と説明してあげて、次にお手伝いをする意欲につなげていきましょう。

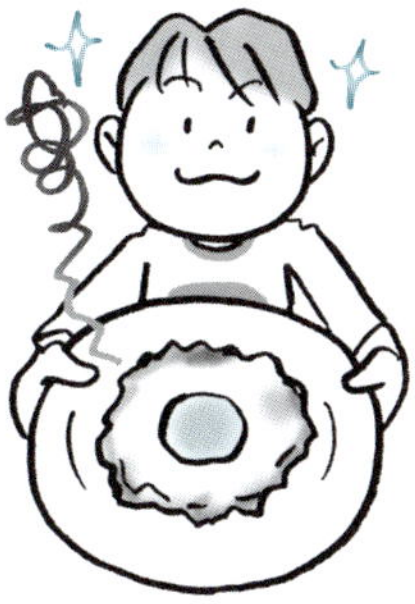

お手伝いを通じて得意不得意が見えてくる

洗たく物を干すのは苦にならないけれどたたむのは苦手、料理は好きだけど手順がなかなか覚えられないなど、お手伝いを通じて子どもの得手不得手が見えてくることがよくあります。この場合、好きなことは積極的に取り組ませ、苦手なことは親子で分担するなどして、「苦手なことはやらない」にならないように工夫しましょう。

ほめるときのコツ❶

だれでもほめられればうれしいものです。LDの子どもは特性ゆえにできないことを抱え、自己肯定感が低くなりがちなだけに、できたことを見逃さずにほめて自信をつけてあげましょう。

ポイント1 できたときはすぐにほめる

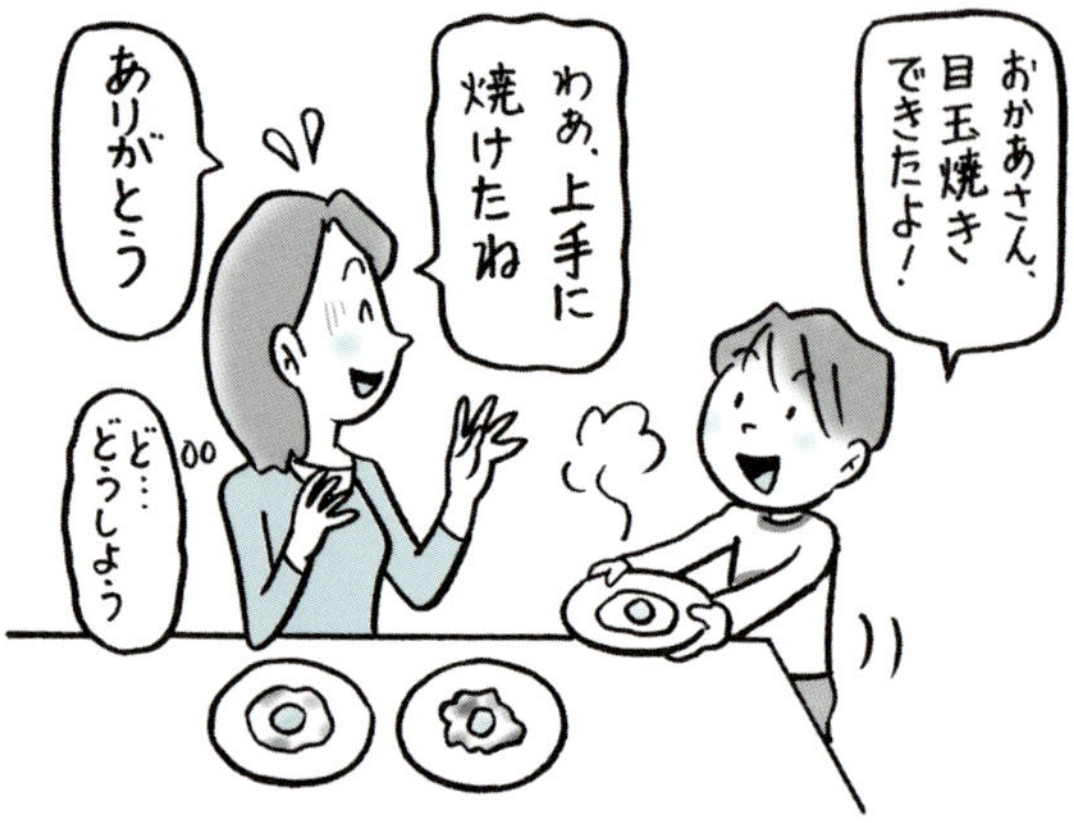
おかあさん、目玉焼きできたよ！
わぁ、上手に焼けたね
ありがとう
ど…どうしよう

子どもがなにかをできたときには、「じょうず！」「正解！」「えらい！」「ステキ！」「最高！」と、間髪入れずに短くわかりやすい言葉でほめてあげましょう。子どもはうれしい気持ちになるだけでなく、なにに対してほめてもらったのかがわかります。もし、子どもがほめられたい気持ちから、同じことを何度も繰り返すようなことがあっても、「もういいから」と態度を変えず、何度でもほめてあげましょう。

ポイント2 できるように手助けをしてほめる

かりに、子どもが算数の計算を間違えてしまったとします。そのときは、親が手助けして正解に導いてあげてもかまいません。そのうえで、「できたね！」「すごいね！」とほめてあげましょう。

これを手助けなしで正解できるまで繰り返します。子どもができないことをできるようにしていくためにも、どんどんほめて、子どもの成功体験を積み重ねていきましょう。子どもは少しずつ自信を持つことができるようになります。

ポイント 3 言葉や態度ではっきりとほめる

ＬＤの子どもには、その子の特性に合った形でほめるようにしましょう。たとえば、「聞く」のが苦手な子どもに対しては、笑顔で、大きな身振り手振りを入れながらほめると伝わりやすくなります。「推論する」のが苦手な子どもだったら、「さっきはありがとう」「あれ、うまくできていたね」といった表現だとわかりにくい場合があります。「さっきは洗濯物を取り込んでおいてくれてありがとう」「学校でつくった工作はうまくできていたね」と言葉を省略せずに伝えることがポイントです。

ポイント 4 小さな成果を見逃さない

「足し算ができた」「先生の話が聞き取れた」など、ふつうの子どもなら簡単にできるようなことでも、ＬＤの子どもからすれば高いハードルをこえたくらいの成果といえます。どんなに小さなことでも、うまくできなかったことができるようになったら、その瞬間を見逃さずにほめてあげましょう。

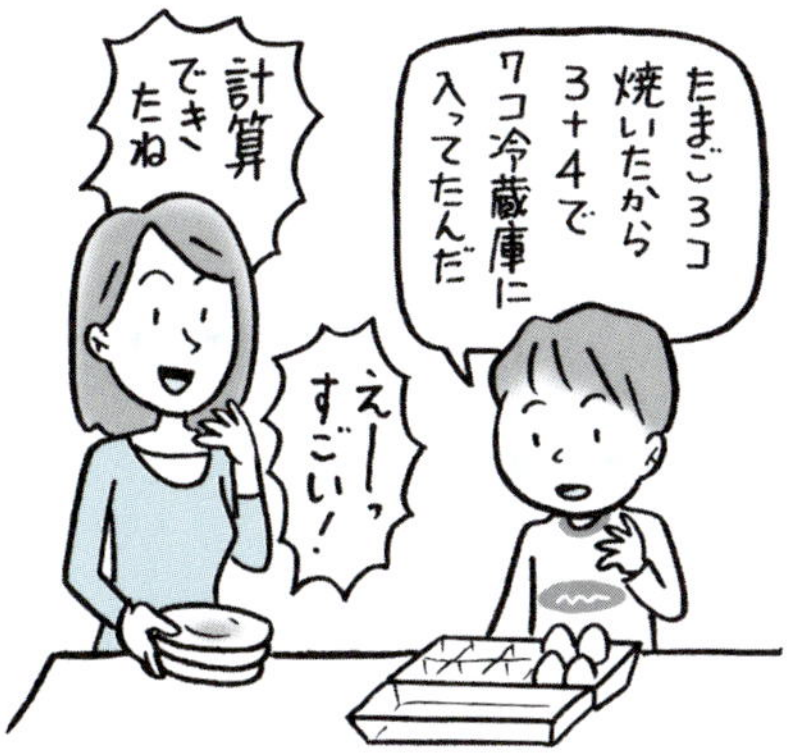
たまご3コ焼いたから3+4で7コ冷蔵庫に入ってたんだ
計算できたね
え〜っすごい!

ポイント 5 できることをほめて伸ばす

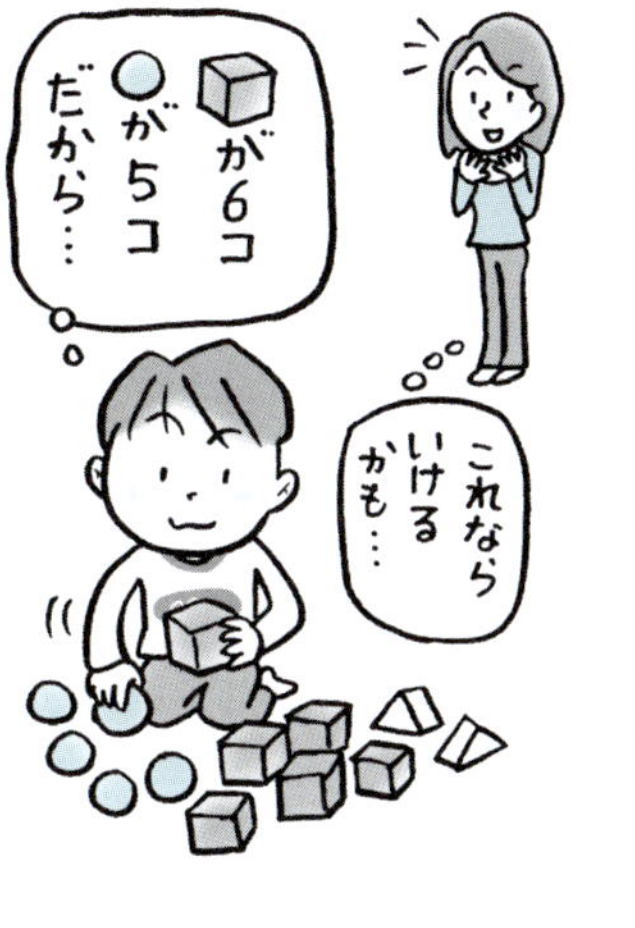
が6コ
が5コ
だから…
これならいけるかも…

ＬＤの子どもの場合、比較的できないことがはっきりしているため、どうしてもそこに目が向いてしまいがちです。できないことをできるようにしようとこだわりすぎると、つい「なんでできないの？」と叱ってしまうシーンが増えていきます。ＬＤの子どもは、できることも、いいところもたくさんあります。そこに目を向けて、ほめることで自信をつけてあげましょう。それが将来の自立に向けた土台になります。

ほめるときのコツ❷

ほめかたにもバリエーションがあります。言葉で「よくできたね」「すごいね」「えらいね」というのはもちろん、子どもの特性や状況に応じてほめ方を工夫しましょう。

ポイント1

ほめるときと叱るときのメリハリをつける

ほめるときはしっかりとほめ、叱るときは叱ることも大切です。当たり前と思うかもしれませんが、意外にできていないことが少なくありません。とくに、LDの子どもの場合、相手の言っていることがうまく聞き取れなかったり、相手の気持ちを読み取ることが苦手だったり、自分の気持ちをうまく言葉にできない場合があります。親が先回りをしてあげることも大切です。

そうした特性をふまえながら、ほめるときと叱るときの基準を設けて、メリハリをつけましょう。

ポイント2

ときには〝ごほうび〟も効果的

できたことがあれば、間髪入れずほめてあげることが基本ですが、ときにはがんばりに応じて、〝ごほうび〟という特典をつけるのもいいことです。ごほうびをもらったことで、大きな達成感が得られ、やる気につながります。ただし、それがひんぱんではごほうびが当たり前になってしまいますし、ごほうびをダシにしてなにかに取り組ませるのでは本末転倒です。「今までがんばってきた○○ができるようになったから、ごほうびをあげるね」などと、なにが評価されたのかを言葉で説明してあげるといいでしょう。

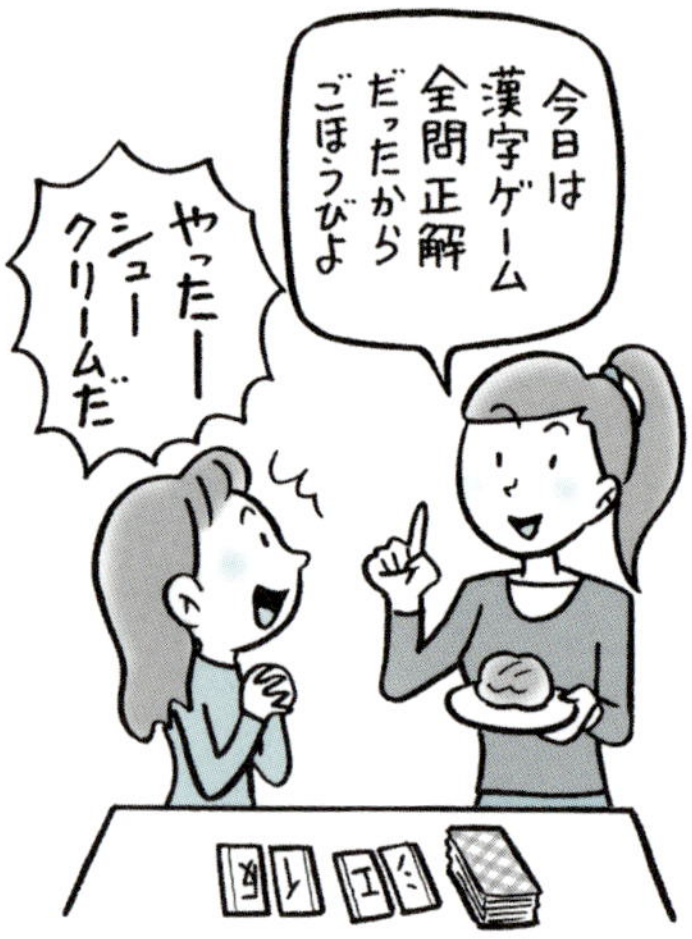
今日は漢字ゲーム全問正解だったからごほうびよ
やったーシュークリームだ

ポイント3 できないことは大目に見る

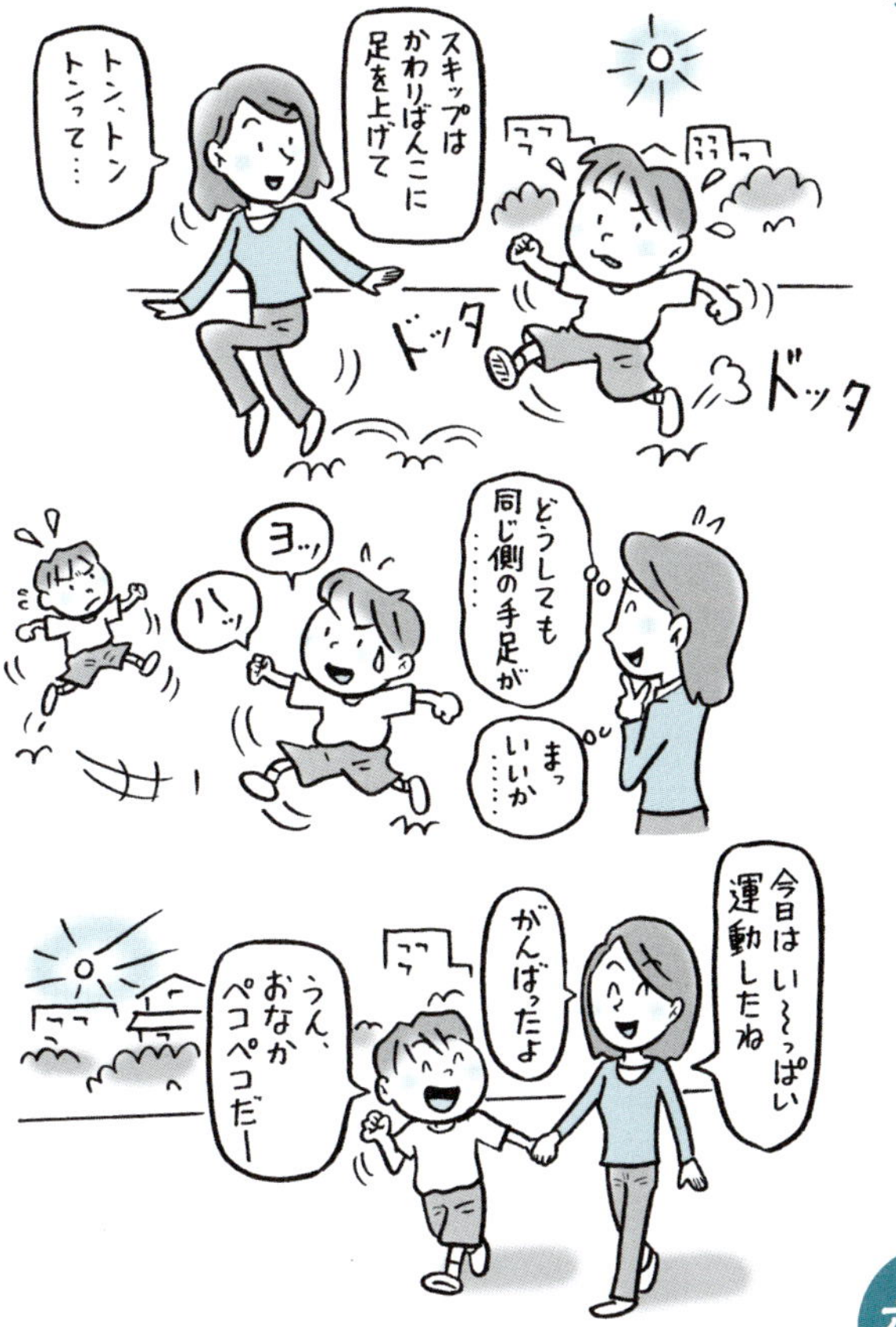
スキップはかわりばんこに足を上げて
トン、トン トンって…
ドッタ
ドッタ
どうしても同じ側の手足が……
ヨッ
ハッ
まっ いいか……
今日はい～っぱい運動したね
がんばったよ
うん、おなかペコペコだー

LDの子どもは、脳の機能の偏りによって、どんなに努力してもできないこともあります。それを「成長とともにできるようになる」「がんばればできるようになる」と考えていると、つい子どもを叱ってしまうシーンが増えていきます。これは親にとっても子どもにとっても好ましくありません。できないことは大目に見てあげて、子どもができること、得意なこと、好きなことに目を向け、そこをほめて伸ばしてあげましょう。

ポイント4 本人のペースで好きにやらせてみる

子どものころは学校の勉強より、自分の興味のあることに夢中になりやすいものです。それはLDの子どもも同様で、家にいる時間はずっと好きなことをしている場合もあります。学校の授業で遅れが目立ってくると、親としてはそれを挽回するために、つい「いつまで遊んでいるの？」「勉強しなくてもいいの？」などと小言をいってしまいがち。しかし、子どもが夢中になっていることや好きなことをうまくほめてあげると、勉強へのやる気スイッチが入ることが意外によくあります。

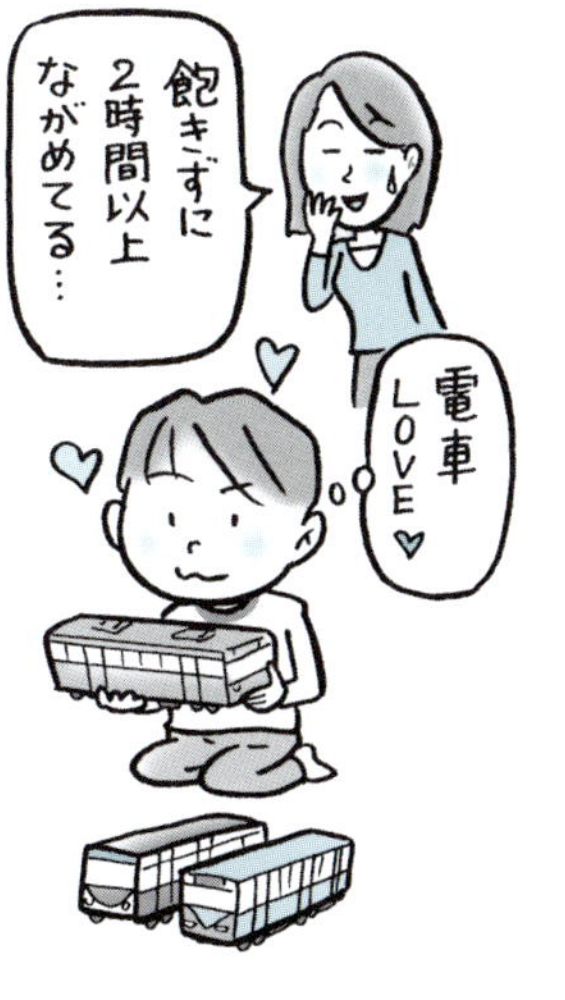
飽きずに2時間以上ながめてる…
電車LOVE♥

これは「禁句」、叱り方の注意点

子どもに対して、これを言ってはいけないという禁句があります。子どものがんばりや意欲を低下させないためにも、つい口にしてしまいがちな言葉に注意しましょう。

禁句❶

「もっとがんばりなさい」

LDの子どもは、ほかの子と同じようにできないことで不安になったり、自信を失いかけています。そんなとき、ただ「がんばれ」とはっぱをかけるのは意味がありません。特性のために、努力しても克服できない分野もあります。さらに努力を求めると、できない自分自身を「ダメな子」と思い込んでしまう場合があります。

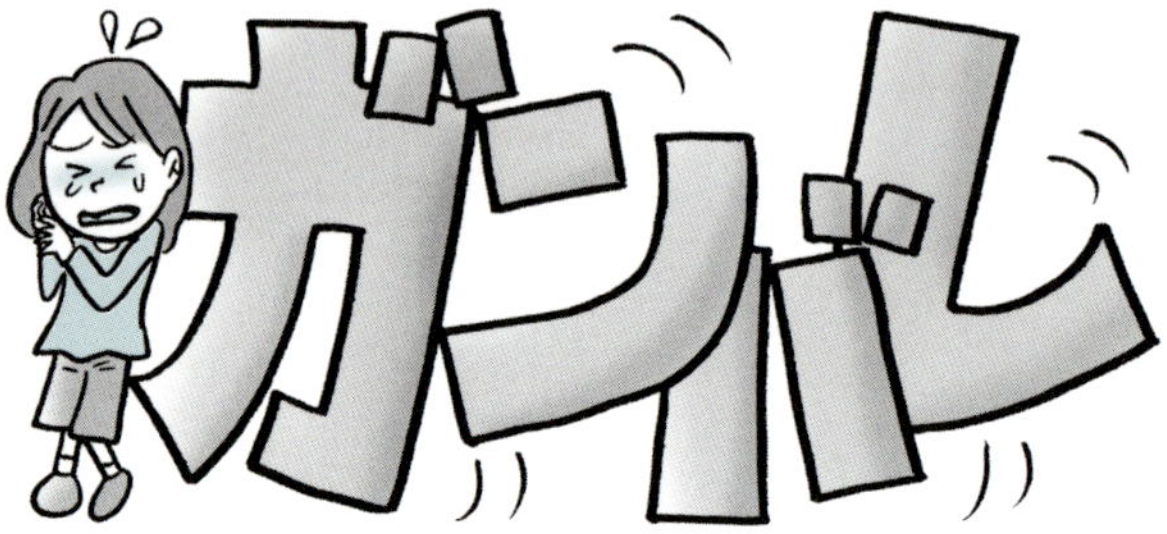

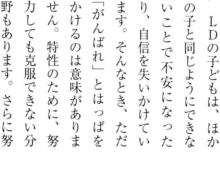

禁句❷

「やればできる」

「やればできるよ」という声かけは、励ましているようにも聞こえますが、特性のためにやってもできない子どもにとっては、苦痛に感じる場合があります。やってもできない自分に対して、次第に自己肯定感が低くなり、「どうせやってもできない」と投げやりになって、学習意欲を低下させてしまうおそれがあります。

禁句❸

「ちゃんとやりなさい」

LDにかぎらず、ASDやADHDなど発達障害のある子どもは、「ちゃんと」のようなあいまいな表現がうまく理解できない場合があります。たとえば、「読む」ことが苦手な子なら、「ちゃんと読みなさい」ではなく「今日は何ページだけ読もうね」というように、やることを具体的に説明するようにしましょう。

禁句❹

「ほかの子はできるのに……」

LDの子どもは学年が上がっていくにしたがって、自分とほかの子どもとの違いに気づいてきます。そこへ親が、「ほかの子はできるのに、なぜあなたはできないの」などというのは、子どもにとって大きなプレッシャーになります。まして、できないことを叱ったり責めたりすると、「自分はなにをやってもダメだ」「どうせ自分なんて……」と自己肯定感が低下し、引きこもりや不登校、暴力といった「二次障害」(※)を起こす可能性があります。

禁句❺

「やる気はあるの?」

子どもの学習に遅れが目立ってくると、親としては気が気ではないかもしれません。よかれと思って勉強を見てあげたり、さまざまな教材を使ったりと工夫してみても、思った成果があらわれないことが少なくありません。

するとつい、「やる気はあるの?」と責めてしまう場合があります。うまくできないのは本人のやる気の問題ではなく、特性が原因です。なにかをやらせたいときは、むしろ上手におだてて、その気にさせる方が得策です。

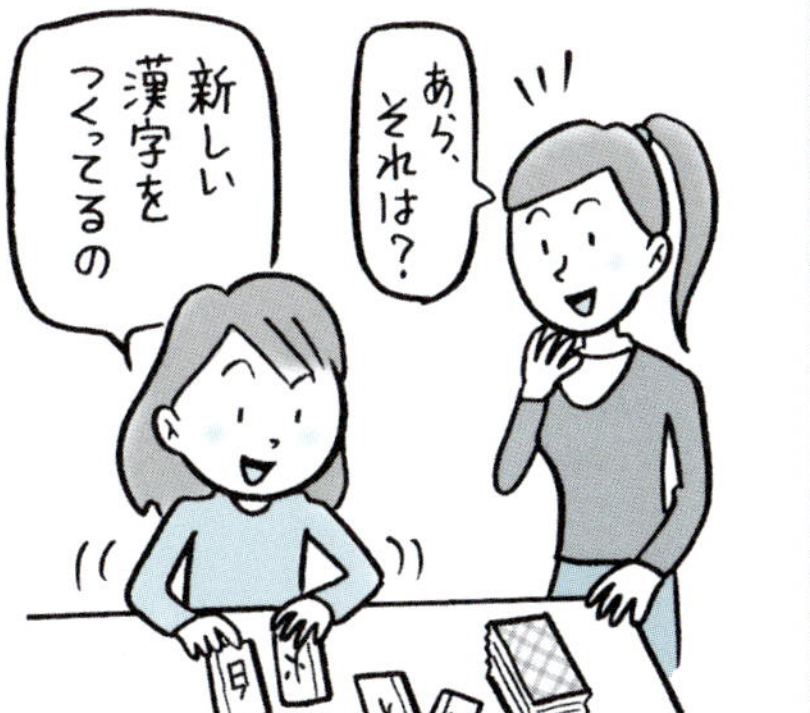

※二次障害:自己肯定感の低下によって引き起こされる、引きこもり、不登校、うつ、暴力など。

子どもの将来が心配

ＬＤの特性は一生治ることはありませんが、子どもの将来を悲観することはありません。早い段階から適切なサポートをして、本人に自信を持たせ、自立を促してあげましょう。

サポート❶

得意分野（長所）を伸ばす

だれにでも得意な分野はあります。ＬＤの子どもの場合、読み書きが苦手でも暗記が得意だったり、絵が上手だったりすることがあります。また、二つ以上の動作を同時に行う縄跳びや跳び箱が苦手でも、長距離走はきらいじゃないという子もいます。子どものできない分野を気に病むよりも、できる分野を伸ばしてあげる方が強みを持たせることになり、長い目で見れば子どものためになります。

サポート❷

ほめて自己肯定感を育む

ほめるというのは、その子を評価するということです。人から認められることは自己肯定感を育むことになり、大きな成長の糧になります。しかし、「いい子だね」「えらいね」など漠然としたほめ方をすると、子どもはなにを評価されたのかわからず、戸惑ってしまいます。「大きな声で読めるようになったね」「マスの中にしっかり字が書けたね」「計算問題が全部○だったね」というように、具体的に子どもができたことをほめてあげて、「できた！」という自信を持たせてあげましょう。

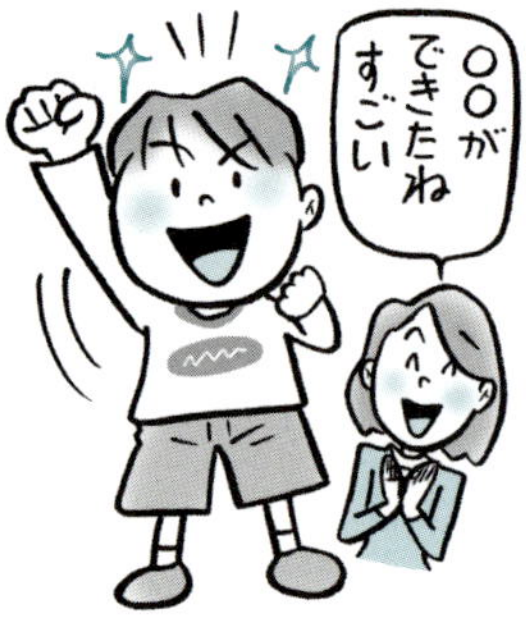

サポート❸
子どもの気持ちを優先する

子どもの苦手を克服するために塾に通ったり、習い事をしているケースは少なくないでしょう。子どもが低学年のうちは、子ども自身が本当に好きでやっているのか、親が喜ぶから通っているのかがわかりません。そこでときには、子どもの気持ちを確かめてあげましょう。

最初は楽しく通っていたけれど、だんだんいやになってくる場合もあります。もし、子どもが「好きじゃない」「やめたい」というと、親はつい感情的になってしまいがちですが、子どもの気持ちを受け入れてあげましょう。やめることが結果的に次につながる可能性もあります。

サポート❹
学校に相談する

子どもに学習面で心配なことがあるなら、いちばん身近な相談先は学校です。まずはクラス担任の先生に時間をとってもらって、気になることを相談してみましょう。先生に家での様子を話したり、先生から学校での様子を聞いたりしてできるだけ具体的な情報を共有すれば、適切な対応がとりやすくなります。

また、先生の見解を聞くことで、親が感じている将来への漠然とした不安を払しょくできる場合もあります。

サポート❺
足りない部分を補う支援を心がける

苦手を克服させようと、「書く」のが苦手な子どもに何度も教科書の書き写し練習をさせたり、「読む」のが苦手な子どもに繰り返し音読をさせたりすることが少なくありません。しかし、ＬＤの特性は反復練習によって改善されるわけではありません。視力の弱い人が眼鏡をかけるように、ＬＤの子どもにも適切な道具を使うなどして、足りない部分を補ってあげましょう。そのためにも子どもになにが必要なのかを見極めることが大切です。

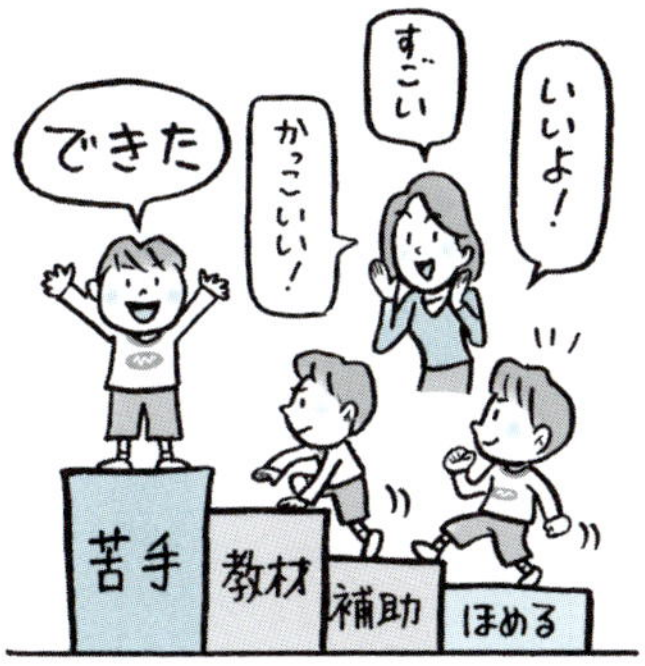

子どもを孤立させないためには

「ほかの子とちょっと違う」ことから、学校で友だちができにくい、近所の子どもが遊んでくれないといったことがあるかもしれません。だからといって、子どもをなるべく外に出さないというのでは、いつまでたっても社会性が身につきません。また、親の方も子どもの問題を指摘されることをおそれて、保護者の集まりや子ども会への参加を避けていては、子どもにとっても家族にとってもプラスにはなりません。子どもの健やかな成長と自立を促すためにも、ネットワークづくりは大切です。

そこでまずは、近所の集まりや子ども会などに参加して、子どもの状態を説明してみましょう。事情を知る友人に同行してもらって、一緒に説明してもらうのもいいかもしれません。周囲の理解やサポートが得られれば、子どもも近所の子どもたちと交流しやすくなります。

ＬＤの子どもを持つ親にとって、学校との連携も欠かせません。つい気後れして、学校に足を運ぶのはおっくうかもしれませんが、先生に学校での子どもの様子を聞いたり、家での様子を話したりして、互いに子どもの状態を把握しておくことが、学習面だけでなく生活面での適切な対応に結びつき、子どもを孤立させないことにつながります。

また、全国各地で活動している「ＬＤ親の会」に参加するのも方法です。同じ悩みを持つ親同士ならわかり合えることも多く、ＬＤに関する知識を得たり、体験談を聞くなどの情報交換ができます。親の会の多くが、小学校だけでなく、中学、高校、大学、社会人と、子どもが成長しても続けられるところが多いので、子どもの将来を考える上でも心強い味方になってくれます。

第5章

LD
——学校での対応編

ＬＤの子どもの能力や可能性を最大限に伸ばし、自立を促していくために、担任の教師だけでなく学校全体でサポートしていく体制が組まれています。具体的にどのような対策がとられているのか見ていきましょう。

特別支援教室ってなに？

特別支援教室とは、発達障害のある子どもたち一人ひとりの教育的ニーズに対応し、より適切で効果的な指導を行うための取り組みの一つです。

2007年にスタートした「特別支援教育」

なんらかの障害のある子どもが、その能力や可能性を最大限に伸ばし、やがて自立して社会参加するのに必要な力を養うためには、一人ひとりの障害に応じたきめ細かな教育を行う必要があります。そこで障害の状態に応じて、特別に配慮された教科書や教材、専門的な知識や経験のある教員、障害に配慮された施設や設備などを活用して指導を行うのが「特別支援教育」です。

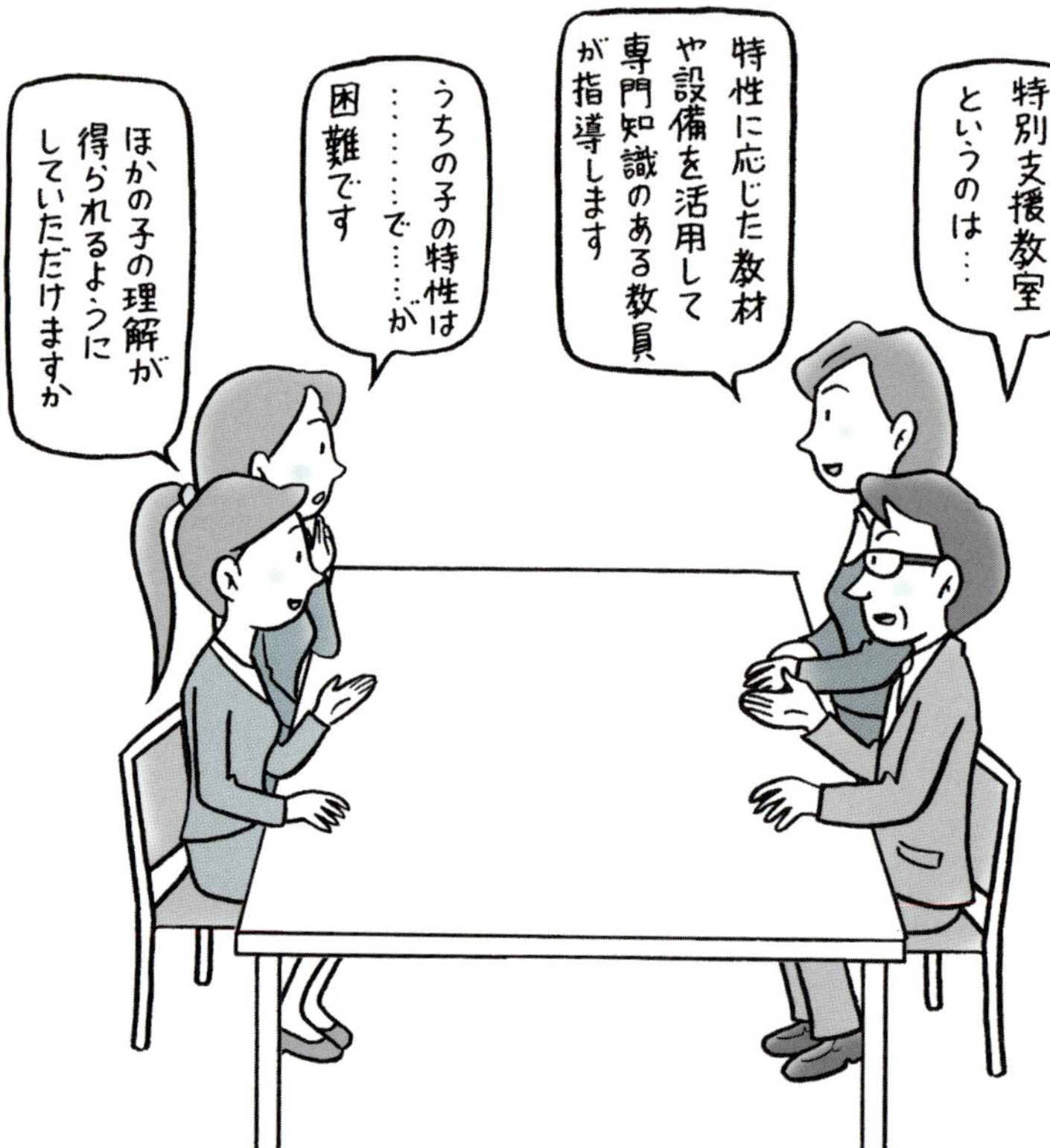
特別支援教室というのは…
特性に応じた教材や設備を活用して専門知識のある教員が指導します
うちの子の特性は……で……が困難です
ほかの子の理解が得られるようにしていただけますか

従来の「特殊教育」は、養護学校や特殊学級に在籍する子どもたちを対象に、特別な場所で手厚い教育を行うというものでした。しかし、2007年4月から始まった特別支援教育では、そうした子どもに加えて、通常学級に在籍している障害のある子どもたちにも、一人ひとりが必要とする支援を行うことに重点が置かれています。

発達障害の子どものニーズに対応する「特別支援教室」

教育の現場において「特別なニーズ」を持っているのは、障害のある子どもだけとはかぎりません。通常の学級に通う子どものなかにもなんらかの特性があり、まだ発達障害の診断を受けていない子どももいます。なんらかの困難を感じている子どもたちに対しても適切な教育を行い、ほかの子どもたちも発達障害のことを理解できるような環境を整えるために、導入が進められているのが「特別支援教室」です。

特別支援教室で指導が受けられるのは、具体的にASD、ADHD、LD、情緒障害などのある子どもで、東京都の公立小学校では2016年4月から順次導入されているほか、他県でも導入が進んでいます。

子どものニーズに応じた支援を受けるために

●保護者が担任に相談する

小学校では基本的に、ほとんどの教科をクラス担任の先生が教えるので、子どもたちの学習の困難な部分を把握しています。そこで子どもの学習面で心配なことがある場合は、迷わずに担任の先生に相談しましょう。

●担任が保護者に相談

「書き取りができない」「音読が苦手」など、ふだんの学習で気づいたことを、保護者に話し、情報を共有します。

●学校や特別支援教育コーディネーターに相談

学校や特別支援教育コーディネーター（担任と協力して校内外の関係機関と連携をとりながら子どもを支援する）などに相談をします。

●専門家チームが検討

各地域の教育委員会に設置されている専門家チームと特別支援教育コーディネーターが連携して、適切な教育支援を検討し、具体的な指導やアドバイスを行います。

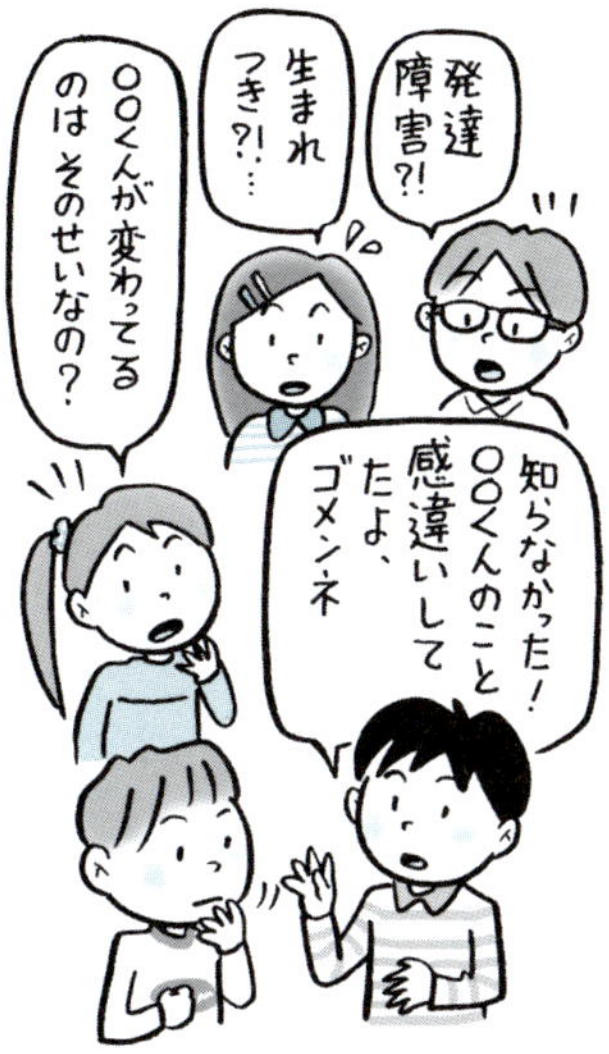

通級指導教室（通級）について

通級指導教室（通級）とは、障害の種類や程度に応じて、子どもの状態に合った指導を提供する場所のこと。子どもの特性に合わせた指導を行い、力を伸ばすことを目的としています。

苦手の克服を目的とした授業が受けられる

通級指導教室（通級）は、ふだんは通常の学級で学びながら、決められた時間に自校または他校に設けられた教室に移動して、苦手な学習の授業を受けるものです。子ども一人ひとりに対応した指導や支援を行うことで、子どもがほかの子どもたちと一緒に、より豊かな学校生活を送ることを目的としています。

かつては、言語障害、難聴、情緒障害のある子どもが対象でしたが、2006年からASDやADHD、LD、またその可能性のある子どもも対象になりました。

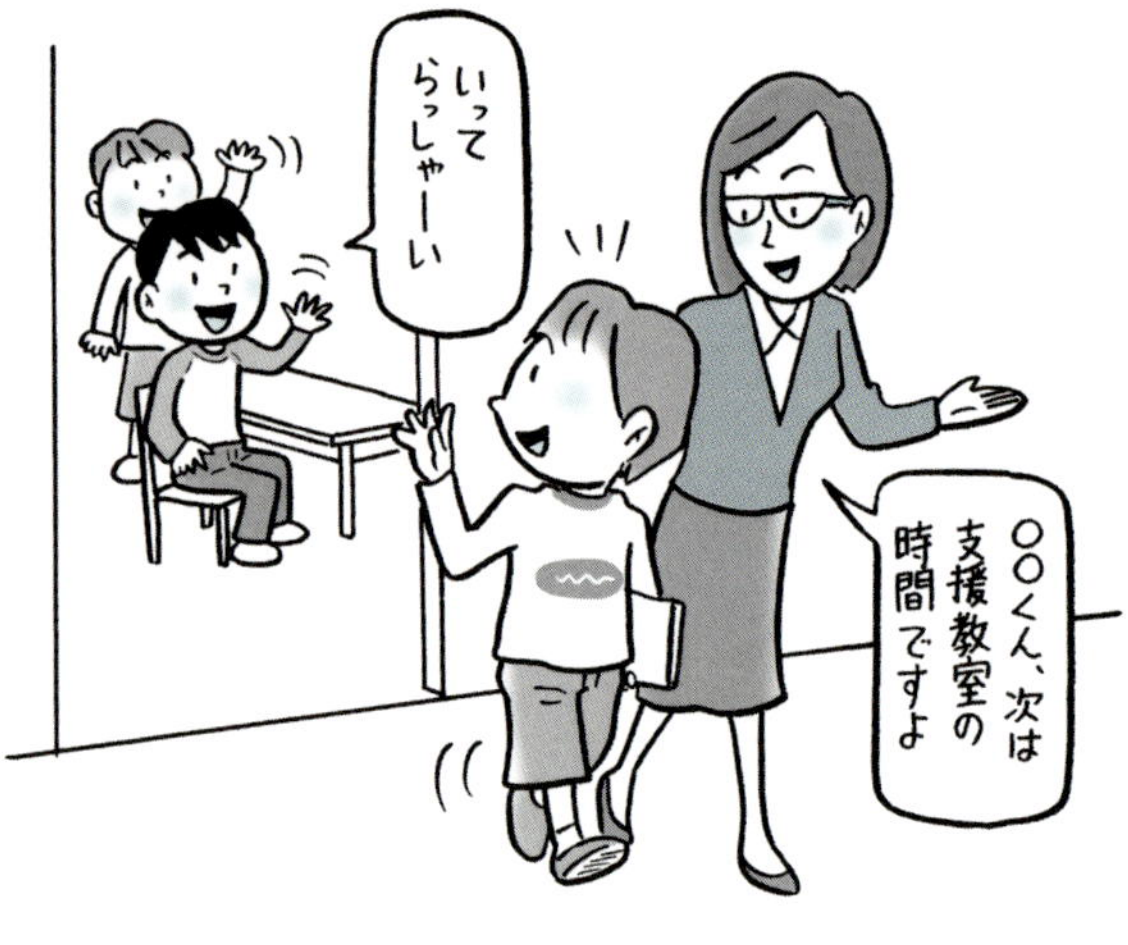
いってらっしゃーい
〇〇くん、次は支援教室の時間ですよ

子どもの特性によって通級に通う頻度は異なりますが、LDの場合、週に1～2単位というところが多いようです。通級に通っている時間は、在籍校で出席扱いになります。

通級の場合、在籍校に教室があるとはかぎりません。在籍校と通級のある他校が離れているケースもあります。

この場合、通学に時間がかかるため、「通いたくても通えない」という場合もあります。こうしたケースでは、地域の特別支援学校や特別支援教室から専門の巡回教員が各校に出向いて、指導を行う場合もあります。

特別支援教室の時期と内容

早めの通級を検討する

通級を始める時期はとくに決まっていませんが、LDの場合、小学校低学年から通級の開始を検討しましょう。早い段階から認知の特性に合わせた指導・支援を受けることによって、高学年に進むにつれて通う頻度が少なくなり、子どもの負担も軽くなります。

子どもの特性によって期間や内容は異なる

子どもの特性の度合いによって、通う期間は変わってきます。LDの場合、指導時間はおおむね週に1～2単位で、「読み書きが苦手」「計算ができない」など、子どもの特性に合わせて指導方法を工夫しながら学習の習得を目指します。

成果を見ながら応用力を高める

通級での指導により学習の成果が上がってきたら、応用力を高めて、子どもの学年相応の問題にも取り組んでいきます。

個別指導とグループ指導

子どもの指導にあたっては、通常学級と通級のそれぞれで個別支援計画が作成され、教員同士が連携し、情報交換しながら支援を進めていきます。その上で通級の教室では、子どもの理解度や学習内容に合わせて、先生と子どもが一対一の個別指導や少人数のグループ指導などを組み合わせながら学習していきます。

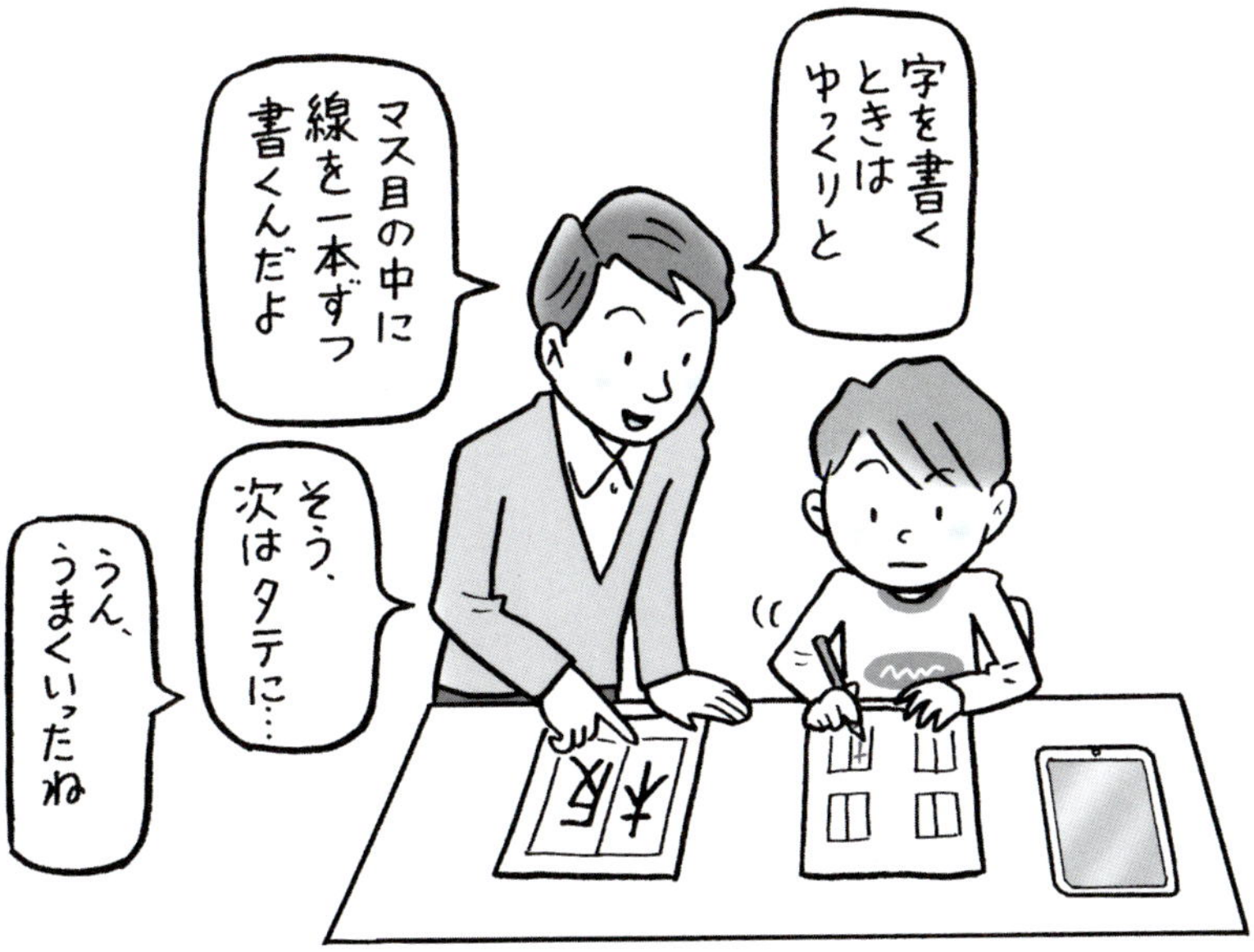
字を書くときはゆっくりと
マス目の中に線を一本ずつ書くんだよ
そう、次はタテに…
うん、うまくいったね

子どもが理解しやすい教え方❶【学習面】

子どもたちの理解力は一人ひとり異なります。ふだん学習する教室では、子どもが理解しやすいように、さまざまな工夫をする必要があります。

ポイント 1

子どもの特性に合わせた教材を使う

学習の習得に偏りがある子どものために、イラストや図を使った教材、補助線やマス目の大きなノート、指にフィットしやすい三角鉛筆などがあります。それらをうまく取り入れることで、子どもの困難を減らし、学習への意欲を高めることができます。

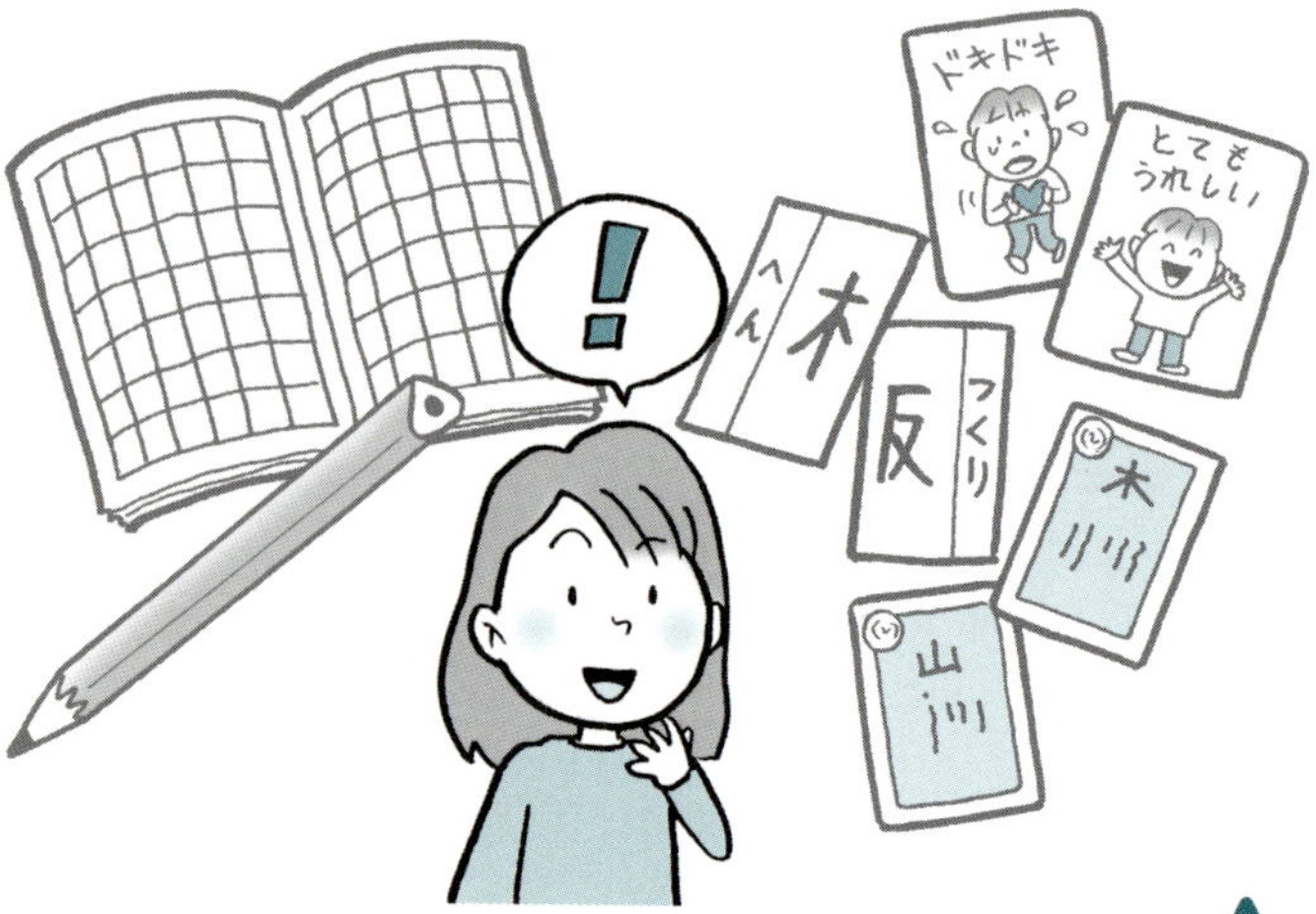

!
ドキドキ
とても うれしい
へん
木
つくり
反
板

ポイント 2

教科書に仮名をふる

漢字の読みが苦手な子どもには、教科書の漢字に仮名をふることで、困難を軽減することができます。必要に応じてテスト問題にも仮名をふってあげると、スムーズに回答できる場合があります。

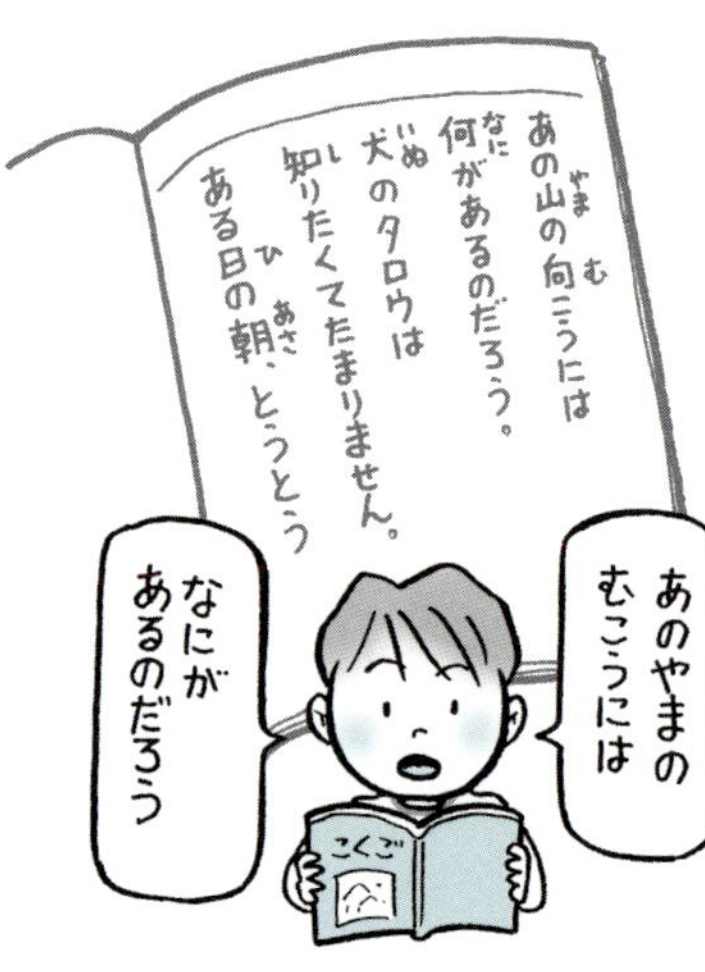

あの山《やま》の向《む》こうには
何《なに》があるのだろう。
犬《いぬ》のタロウは
知《し》りたくてたまりません。
ある日《ひ》の朝《あさ》、とうとう
あのやまの むこうには
なにが あるのだろう
こくご

ポイント3

板書の量を減らす

書くことが苦手な子どもにとって、黒板に書いた文字（板書）をノートに書き写すのも大変な作業です。そこで大事なところを線で囲んだり、下線を引くなど、そこだけ書き写すルールにすると、子どもの負担を軽減することができます。

ポイント4

板書を写真に撮る

書くのが苦手で、板書の書き写しに時間がかかってしまう子のために、タブレットやスマートフォンなどで板書を撮影した後、放課後や帰宅後に写真を見ながら書き写すという方法もあります。

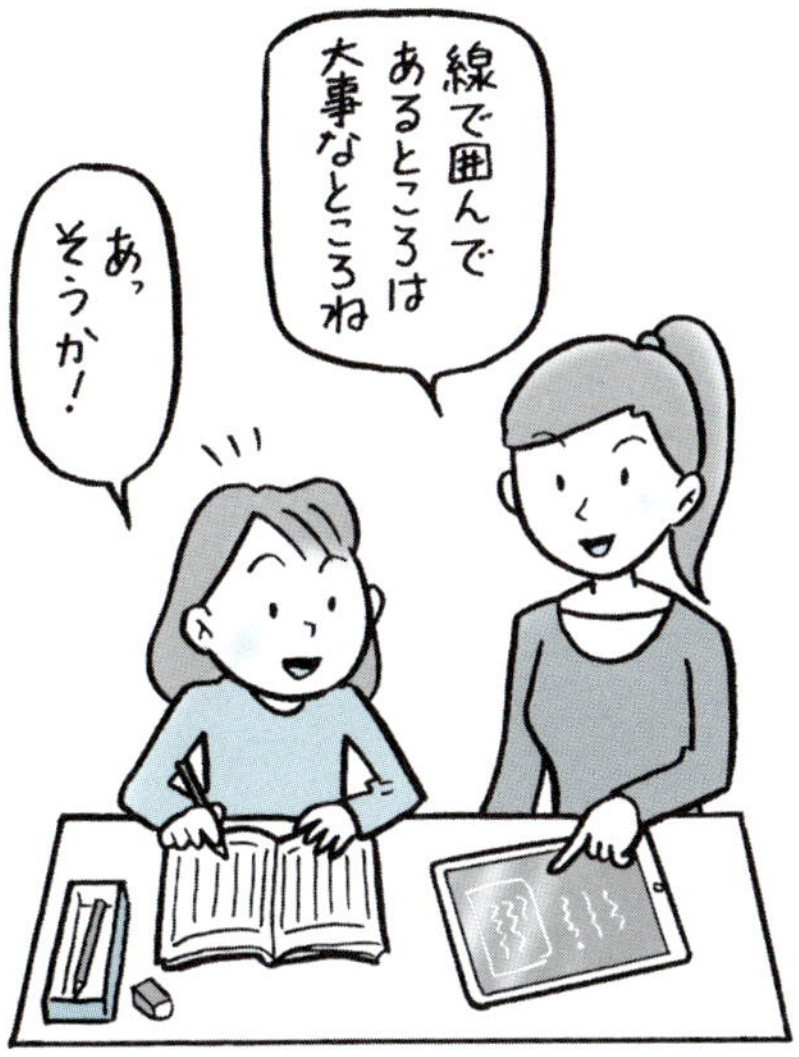
線で囲んであるところは大事なところね
あっ、そうか！

ポイント5

子どもの特性に合わせて質問する

聞くのが苦手な子どもの場合、先生の話がうまく聞き取れていない可能性があります。その場合は質問内容を板書するなど、目で見てわかるように質問するといいでしょう。

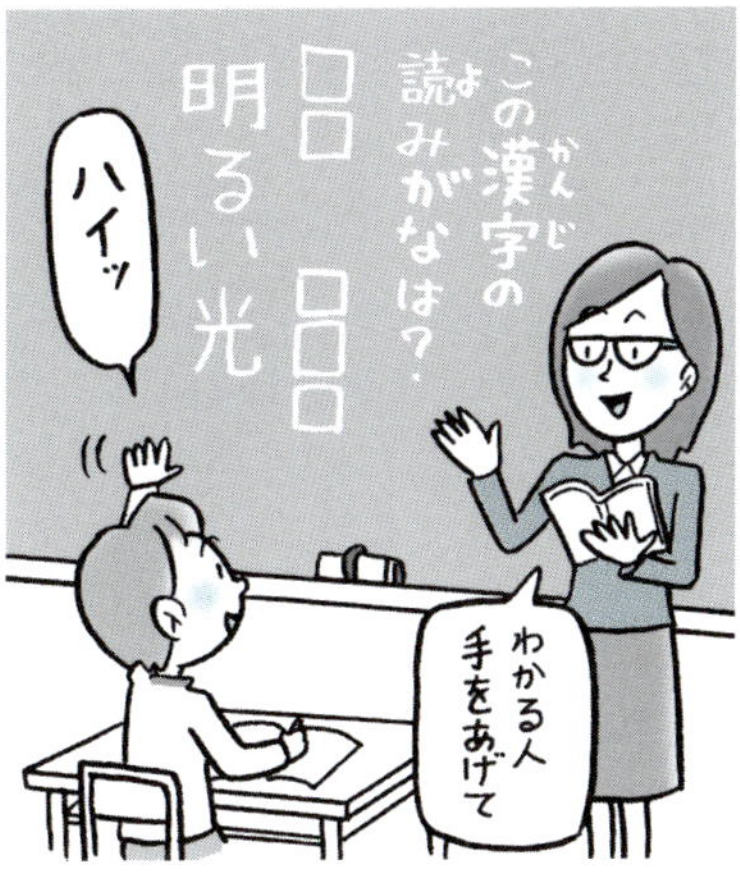
この漢字《かんじ》の読《よ》みがなは？
明るい光
ハイッ
わかる人手をあげて

ポイント6

問題を工夫する

書き取りや計算を解くのに時間がかかったり、なかなか理解が進まないなど、子どもの特性に合わせて問題の作成を工夫しましょう。スムーズに理解できたり問題が解けたりすると、子どものモチベーションもアップします。

子どもが理解しやすい教え方② [環境面]

特性の有無にかかわらず、子どもたちはみな「授業をわかりたい」と思っているものです。授業内容だけでなく勉強に取り組む環境にも配慮して、子どもの意欲を高めましょう。

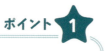

ポイント 1

指示は具体的にわかりやすく

子どもになにかを指示するときには、できるだけ簡潔にしましょう。「1時間目は自習です」「3時間目の体育は体育館です」など、具体的にわかりやすく話したり、ボードに指示を書いて伝えたりしましょう。

ポイント 2

前の席に座らせる

子どもはできるだけ先生の近くに座らせた方が、話も聞き取りやすく、集中しやすくなります。LDの子どもをはじめ、集中力が続かないタイプの子どもは、なるべく前の方の席にするといいでしょう。教える方としても、子どもの状況がつかみやすくなります。

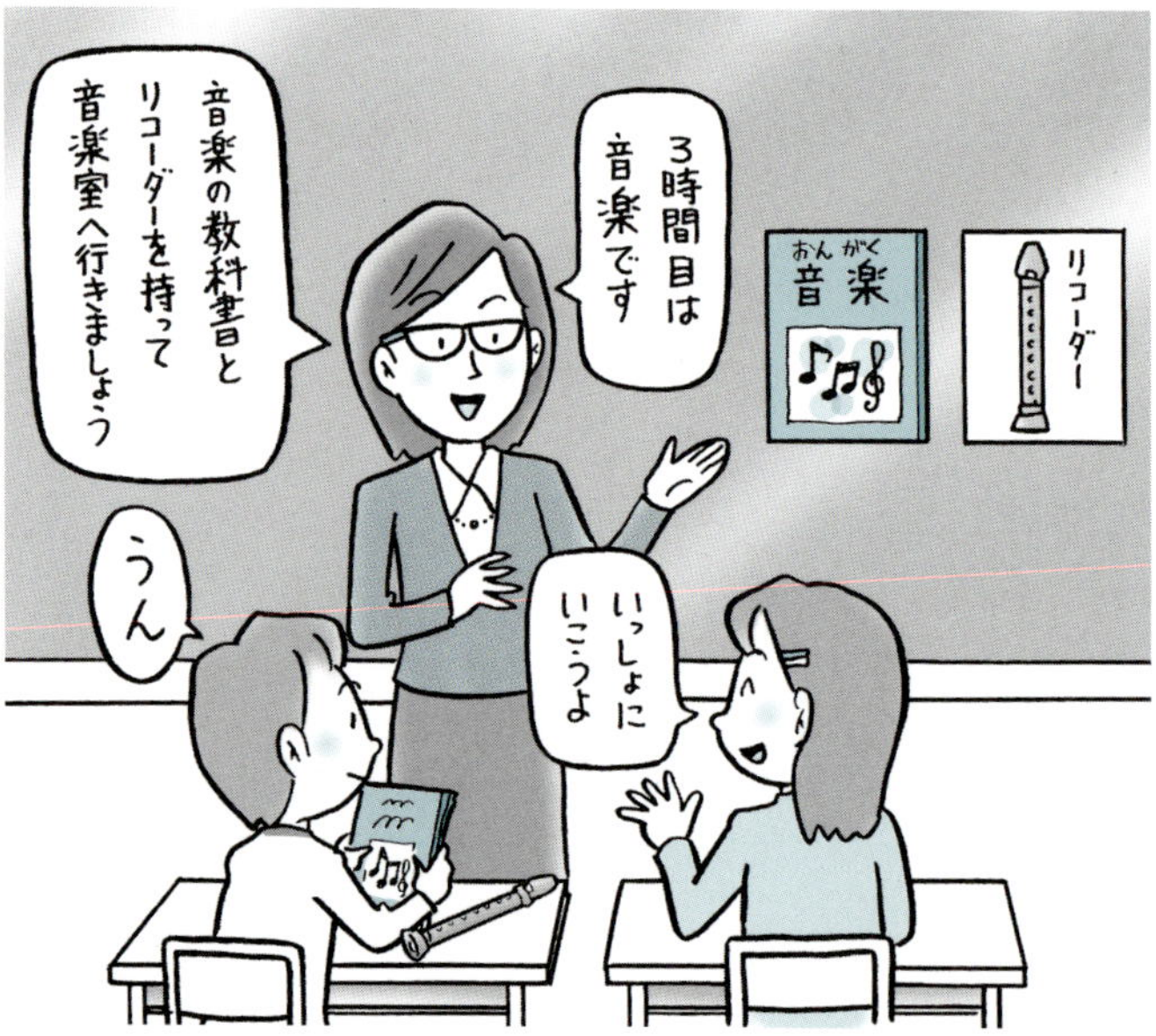
リコーダー
音楽《おんがく》
3時間目は音楽です
音楽の教科書とリコーダーを持って音楽室へ行きましょう
いっしょにいこうよ
うん

ポイント3

注意を促す

ＬＤの子どものなかには、先生の話していることが理解できなかったり、聞き取れなかったりして、ボーッとしてしまう場合があります。また、集中力や注意力が乏しい子どもが、授業中にほかのことに関心がいってしまうこともあります。この場合は、なにか指示をする前に一度注意を促すようにするといいでしょう。

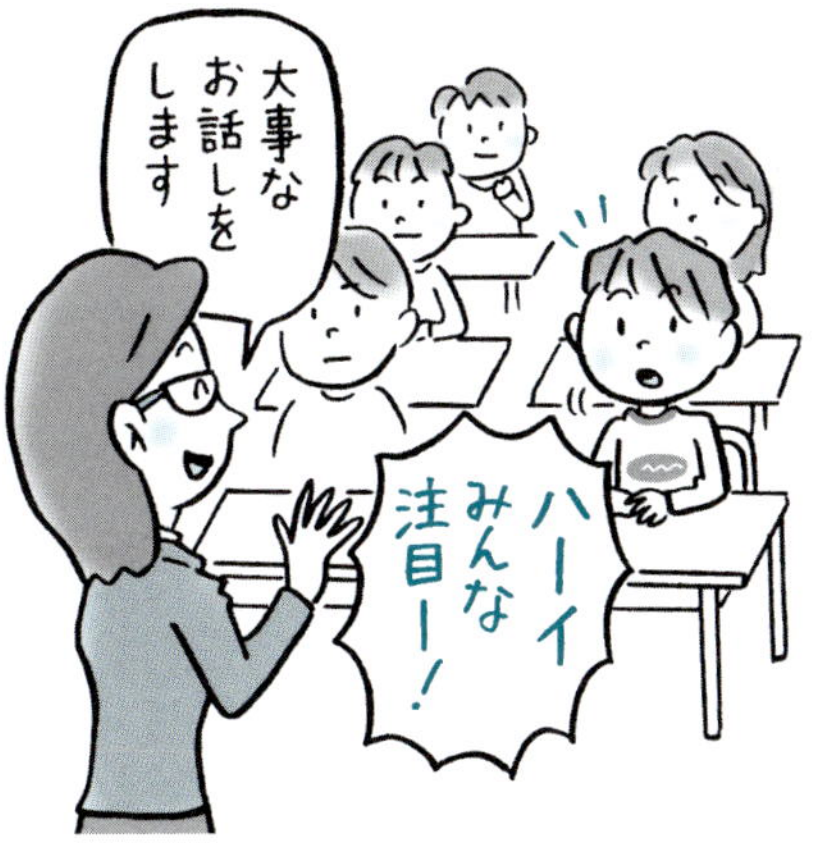

ポイント4

落ち着いた雰囲気を心がける

使い終わった教材はすぐに片づける、大きな地図やポスターなどは子どもの気が散らないように工夫するなど、教室の中をできるだけすっきりとシンプルにして、落ち着いた雰囲気になるよう心がけましょう。

ポイント5

子どもなりのやり方を認める

ＬＤの子どものなかには、一般的な方法とは違う自分なりのやり方で物事を理解していく場合があります。本人のやり方を否定したり、無理に直させようとせず、ときには認めてあげることも大切です。

ポイント6

だれにも得意不得意があることを認め合う環境づくりを

特性のある子どもに対する教え方の工夫や配慮を、クラスのほかの子どもたちにも話して理解させることが大切です。

「だれにも得意なことや苦手なことがある」ことを折りに触れて伝えましょう。クラスの子どもたちが支援が必要な子どものことを理解し、友だちとして一緒に成長できるように配慮しましょう。

教室内の問題行動と対応策①

LDの子どもの場合、教室の中で問題行動を起こしてしまうことがあります。どうしてその子が問題行動をとるのか、原因を見つけて指導していくことが解決につながります。

問題行動の原因を探ろう

LDの子どもの中には、行動面や対人関係などにおいて問題行動が見られる場合があります。ふだんはおとなしいのに、授業時間になるとさまざまな問題行動を起こす子どももいます。

多いのは、LDとADHDの特性を併せ持っている子どもの場合です。「不注意」「多動性」「衝動性」というADHDの特性が加わると、授業に集中できずに教室内を歩き回る、授業とは違うことをやり始める、

教室の中で起こりやすい問題行動

- 授業中に教室内を歩き回ったり、教室を出ていったりする
- 机をバンバンたたいたり、足をブラブラさせたり、落ち着きのない行動をとる
- 授業とは違うことをやり始める
- 忘れ物が多く、それによって授業がきちんと受けられない
- 授業中に大声を出す
- ささいなことでけんかをしたり、トラブルを起こす
- ほかの子が指名されたのに先に答えをいってしまったり、だれかが教科書を読んでいるときに声を出してじゃまをしたりする
- 席が近い子に話しかけたり、肩をたたいて振り向かせたりするなど、ちょっかいを出す

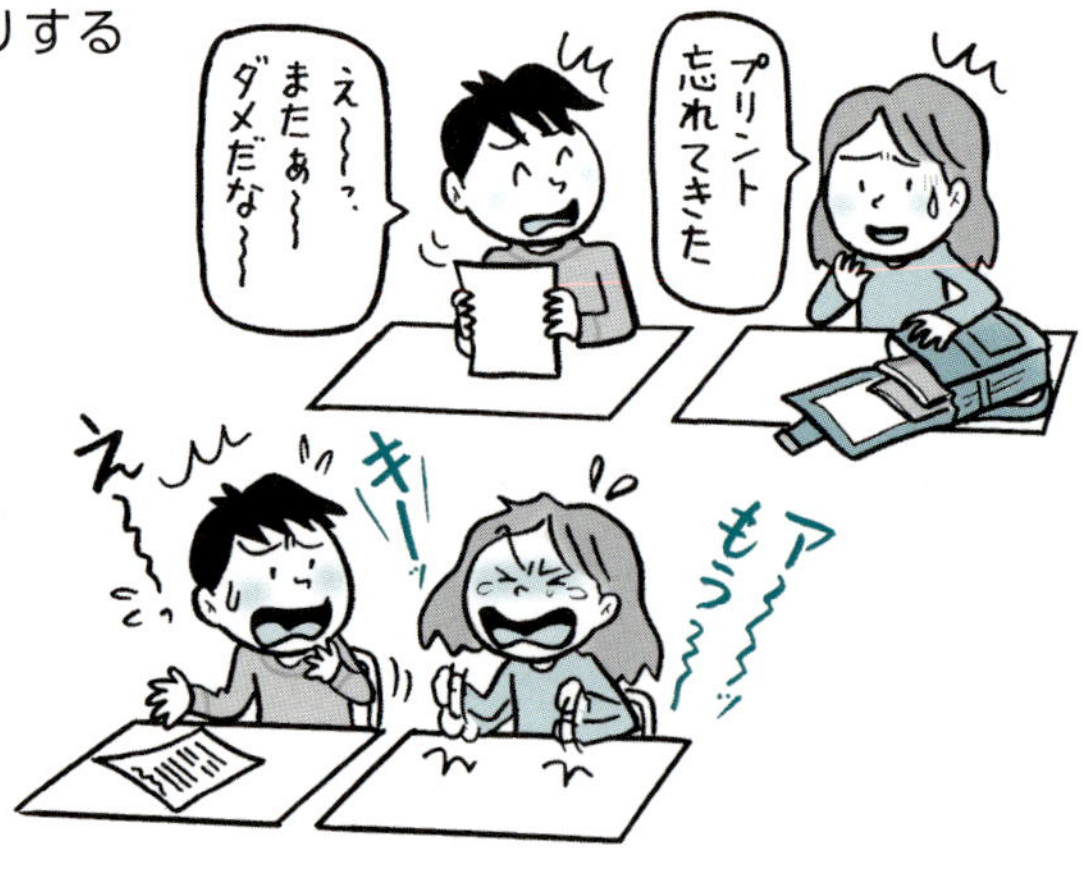
プリント忘れてきた
え〜っ。またぁ〜ダメだな〜
え〜
キー！
アー もう〜〜

席の近い子にちょっかいを出すなどの行動をとる可能性があります。

また、ＬＤの特性から学習の習得に困難があり、授業がつまらなくなって集中しにくい、授業内容がわからない自分にいら立ってトラブルを起こすという場合もあります。

いずれの場合でも、問題行動を起こした子どもを叱っても、なかなか解決することはありません。どの授業で子どもが問題行動を起こすのか、その子どもの特性や学習の偏りと関連があるのかなど、原因を見つけて指導していくことが解決につながります。

問題行動を起こす原因やきっかけ

- 授業が理解できないために集中が続かない
- 授業が理解できない
- 授業理解できないためにつまらない
- 授業を理解できないことにイライラしてしまう

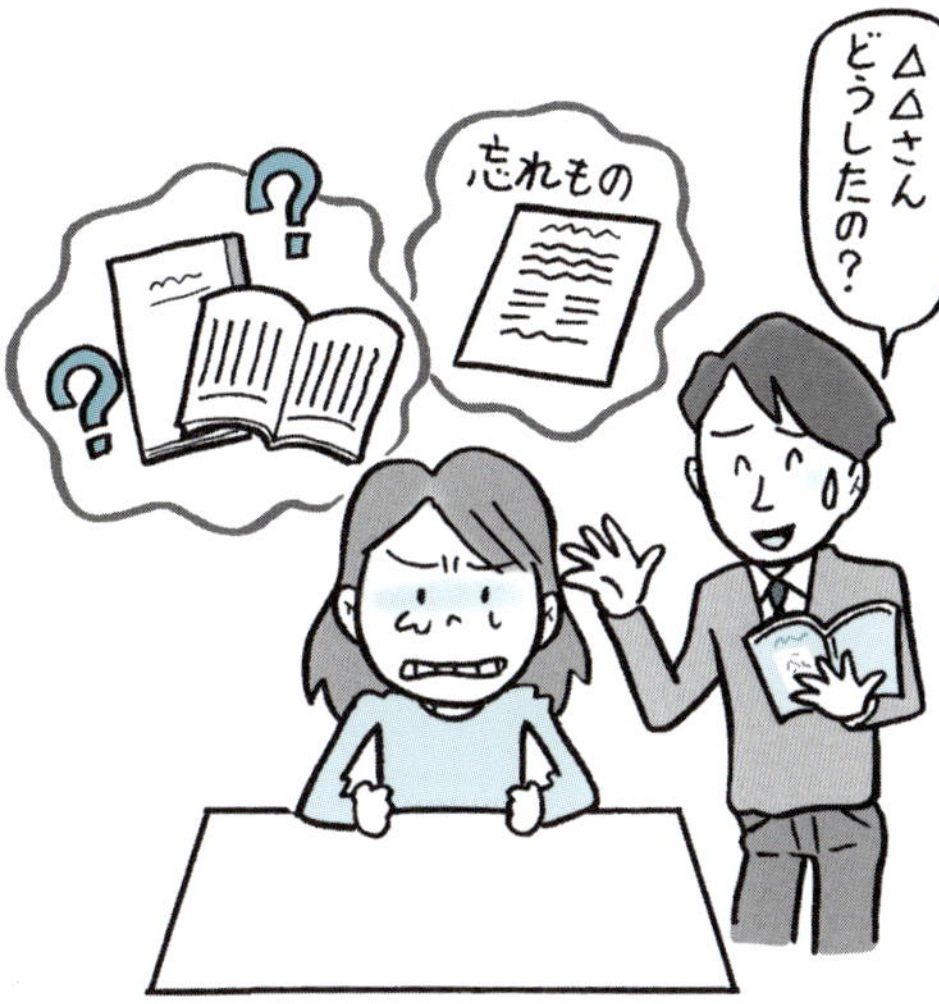
忘れもの
△△さん どうしたの?

- 「不注意」「多動性」「衝動性」などの特性がある
- クラスメイトから勉強ができないことをからかわれた

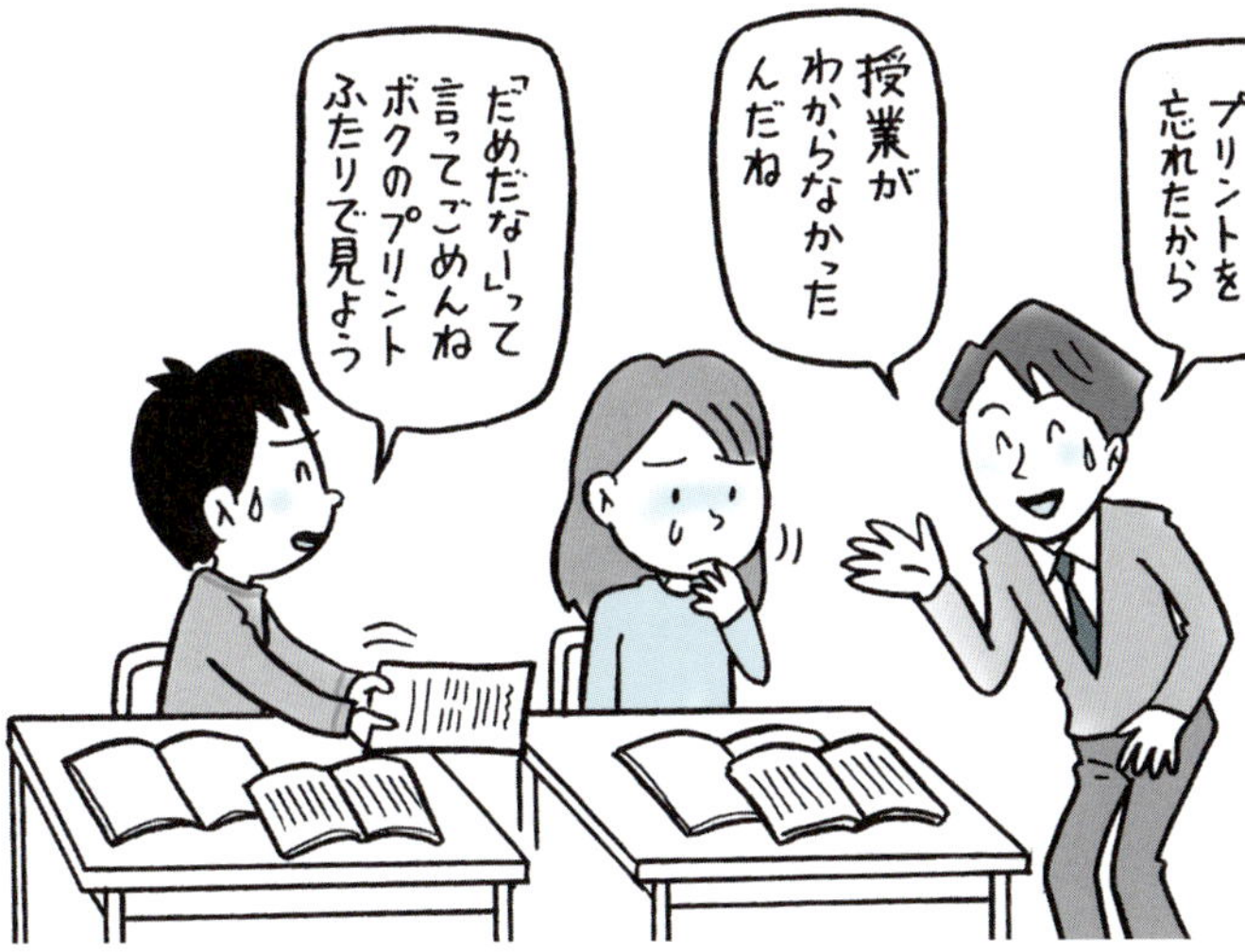
そうか! プリントを 忘れたから
授業が わからなかった んだね
「だめだなー」って 言ってごめんね ボクのプリント ふたりで見よう

教室内の問題行動と対応策②

LDの子どもが教室内で問題行動を起こす前に、適切な言葉かけや指導・支援を行いましょう。子どもが納得すれば、問題行動も落ち着いていきます。

ポイント 1

子どもの行動パターンを予測する

子どもが問題行動を起こすのは、特定の授業かどうか、どんなときに教室を歩き回ったり、大声を出したり、近くの子にちょっかいを出すのか。行動パターンを客観的に観察して、きっかけや原因を探ってみましょう。ある程度つかめたら、その授業が始まる前に「先生は○○君のことを見ているからね」「一緒にがんばろう」などと声かけをしたり、答えやすい問題を出すなどして、授業に集中できるような工夫をしてみましょう。

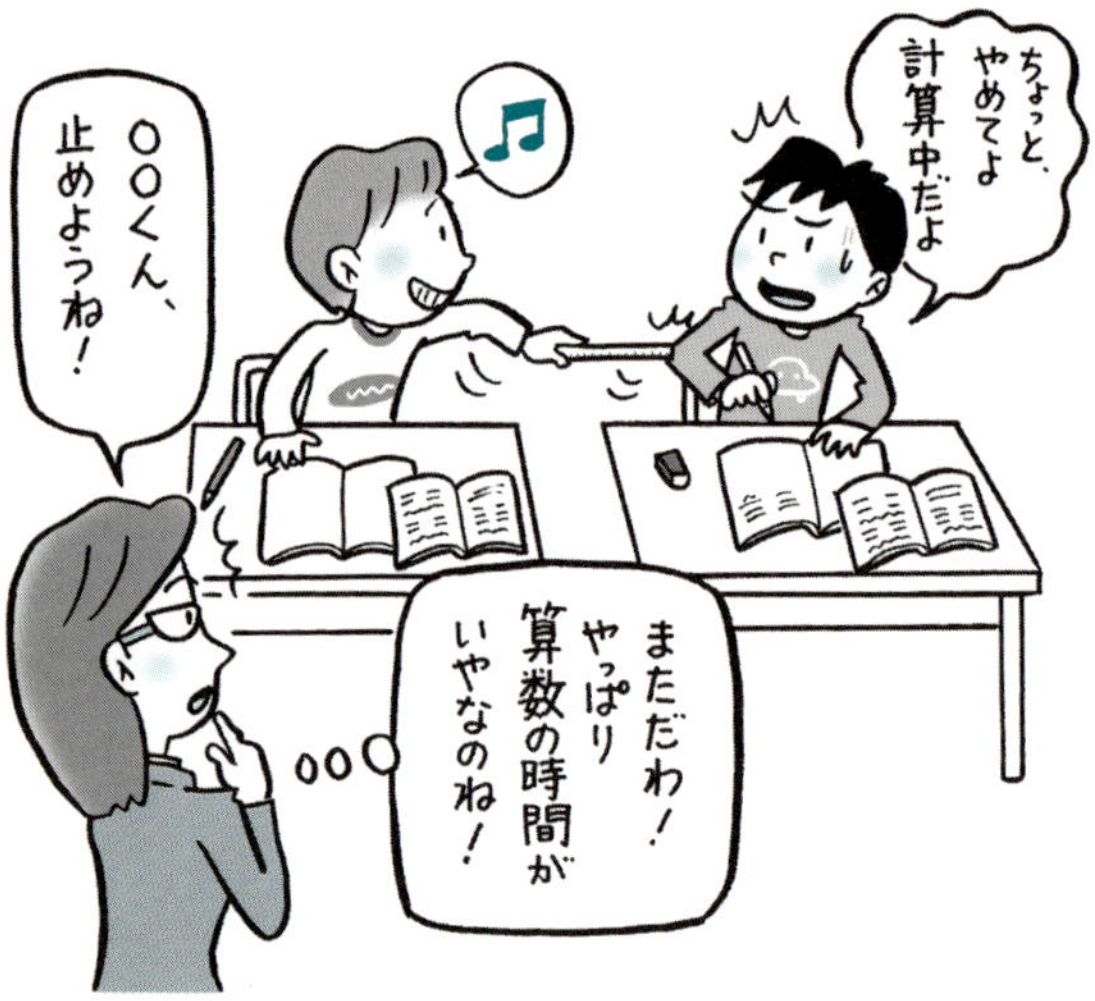
ちょっと、やめてよ 計算中だよ
♪
○○くん、止めようね!
またただわ! やっぱり算数の時間がいやなのね!

ポイント 2

子どもの言い分を聞く

問題行動を起こす子どもの気持ちに耳を傾けましょう。

直接子どもが話せないようなら、近くにいるクラスメイトに聞いたり、保護者に家での様子をたずねてみるなどするといいでしょう。その子どもの気持ちを理解して接するように心がけることが、改善につながっていきます。

ポイント3

具体的に伝える

ＬＤの特性により認知に偏りがあるために、その場に応じた対応を理解するのがむずかしいことがあります。子どもの状況を把握しながら、「授業中はまわりのお友だちとむだなおしゃべりはやめようね」「終わりのチャイムが鳴るまで席に座っていようね」などと、具体的に伝えるようにしましょう。

ポイント5

やめたらすぐにほめる

注意や言葉かけをすることによって、子どもが問題行動をやめたら、間髪入れずにほめてあげましょう。ほめられることによって、よい行動をすることを学習していきます。

ポイント4

自信を持たせる指導を心がける

ＬＤの子どもが興味や関心を持って授業を受けられるような指導、「わかった！」「できた！」という達成感が味わえる指導が、問題行動を減らす効果があるという報告があります。学習における困難を補うための教材をうまく取り入れたり、小さな成功体験を積み上げることによって、気持ちが安定したり、授業への集中力が高まる可能性があります。

ポイント6

居場所や役割をつくってあげよう

ＬＤの特性により授業についていくのがむずかしかったり、クラスメイトとうまくコミュニケーションがとれなかったりするために、学校やクラスのなかに「自分の居場所がない」と感じてしまい学校に行くことが苦痛になり、休みがちになったり不登校になる可能性もあります。子どもができることを伸ばしてあげたり、係などの役割を任せるなどして、クラスのなかで孤立しないように配慮をすることが大切です。

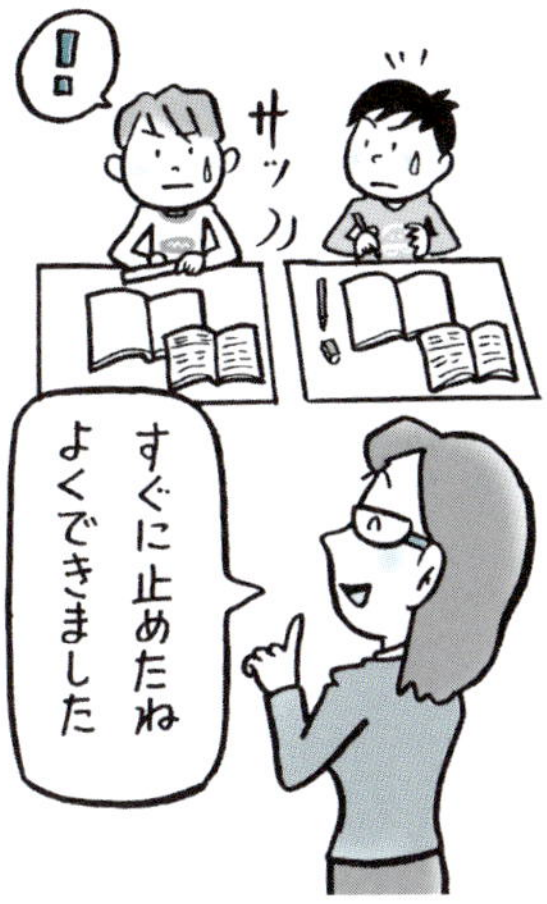

子どものやり方をどこまで認めたらいい？

ＬＤの子どもは、認知の偏りやひずみによって、学習の習得がむずかしい反面、子ども独自のやり方で問題をクリアしようとするケースがあります。それをうまく認めることで成長につながる場合があります。

ポイント 1

子ども独自のやり方をつかむ

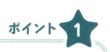

ＬＤの子どもは、物事を覚えたり解いたりするために、自分なりのやり方や工夫を身につけている場合があります。たとえば、漢字の「へん」と「つくり」がうまく理解できない子どもが、「へん」と「つくり」をそれぞれバラバラに紙に書き、パズルのように組み合わせて覚えていくといった方法です。そうした工夫を授業にも取り入れながら指導することによって、学習の習得に成果が上がることが期待できます

ポイント 2

従来の教え方に無理にあてはめない

ＬＤの子どもにとって理解しやすい教え方は、従来の教え方と必ずしもイコールではありません。従来の教え方にこだわって、子どもが授業についていけなくなったり、学習に興味を失ってしまっては元も子もありません。子どもの特性に応じて、板書を工夫する、補助線がついていたりマス目の大きなノートを使わせてみる、教科書に仮名をふる、リズムや語呂を合わせて暗記するなど、さまざまな方法を取り入れてみましょう。

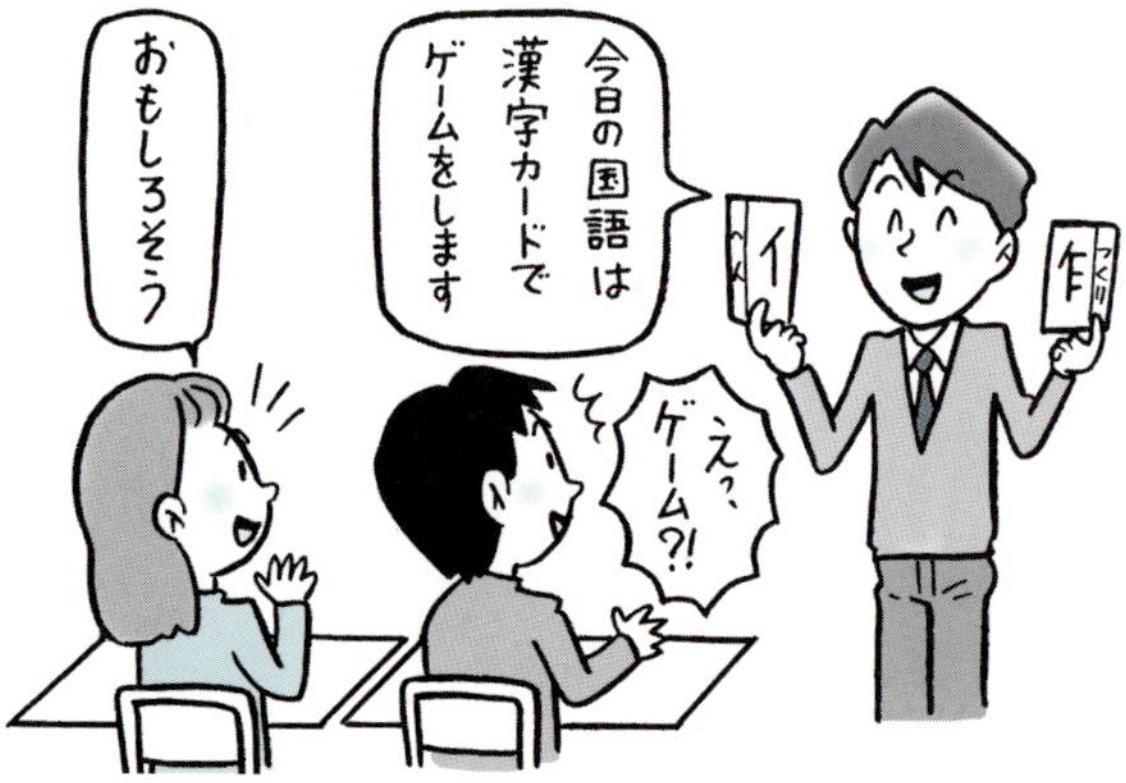
今日の国語は漢字カードでゲームをします
おもしろそう
え？、ゲーム?!

ポイント3

パソコンや電卓なども取り入れてみる

漢字を書くのが苦手な子どもには、パソコンやスマートフォンを使わせたり、数字や計算することが困難な子どもには電卓を取り入れるなど、本人が取り組みやすい機器を併用するのも効果的です。学習の入り口でつまずき、その先に進めなくなってしまうより、道具を活用することで苦手意識をやわらげ、「書けた！」「解けた！」という達成感を味わわせてあげた方が、はるかに学習意欲がわいてきます。

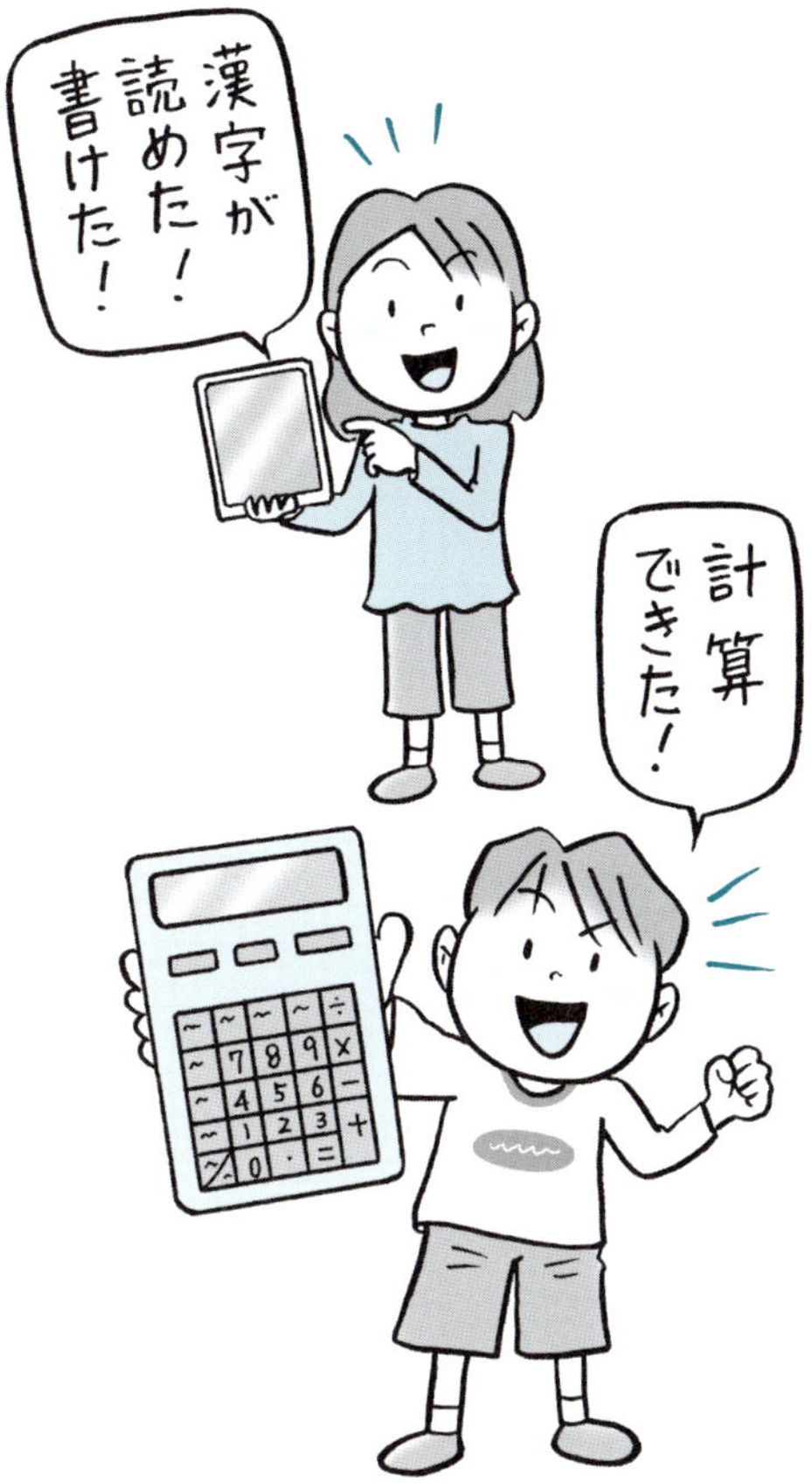

＊特性のある子どもが授業中にさまざまな補助具を使えるようにすることを「合理的配慮」といいます。↓P108参照

ポイント4

家庭でのやり方を取り入れてみる

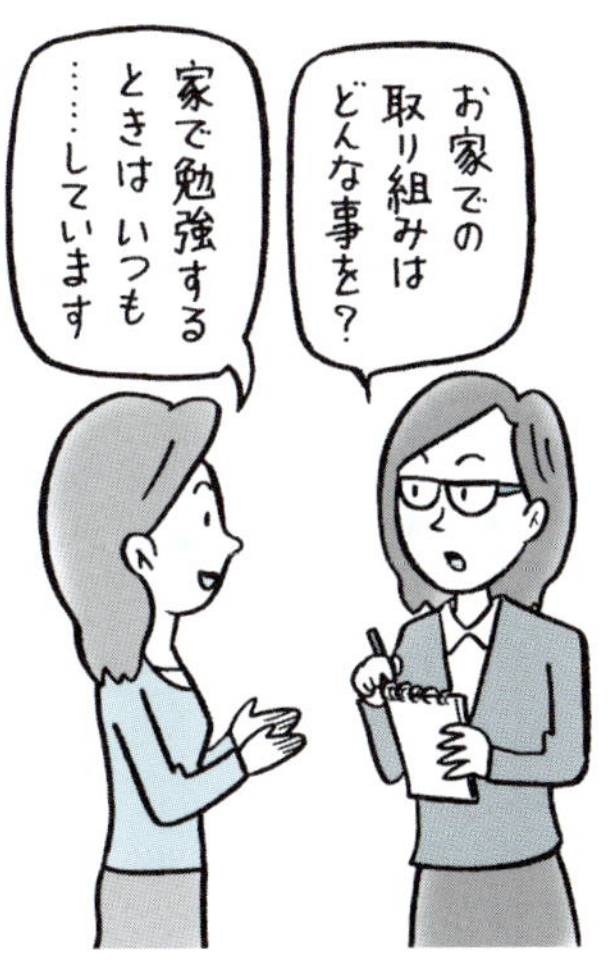

家庭ではどんな方法で、どんな道具を使って、どんな環境で勉強に取り組んでいるのか。それによって理解がすすんでいるかなど、子どもの保護者と連携をとりながら、うまくいっているやり方を授業にも取り入れてみましょう。学校指定の定規や分度器だと使いこなせなくても、お母さんのおさがりの定規や分度器なら上手に図形が書けるといったケースもあります。家庭ではできることが授業でもできれば、子どもにとっても大きな励みになります。

不登校を防ぐ

LDの子どもは、授業についていけない、運動が苦手、コミュニケーション力が低いといったことなどが引き金となって、登校を苦痛に感じてしまう場合があります。

ポイント 1

子どもの問題点を〝部分化〟する

LDの特性について正しく理解することに加えて、子どもの特性をきちんと把握することが重要です。診断結果や知能検査の結果などをもとに、どこはよくできて、なにが困難なのかを見極め、問題点を部分化することで、「勉強ができない」「自分はダメな子」といった全体的な問題になることを防ぎます。

ポイント 2

学習は「大目標」と「小目標」の二本立てで

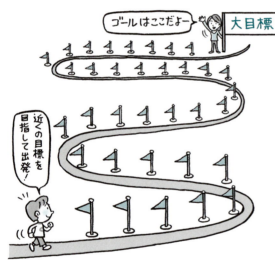

最初から大きな目標を立ててしまうと、子どもは「できた！」という手応えがなかなかつかめず、達成感も得られません。そこでたとえば、一年後の達成を目指す大きな目標と、一週間単位で達成を目指す小さな目標を立ててみましょう。小さな目標をクリアするごとにほめてあげることで、子どもは達成感を得られ、自信もわいてきます。

ポイント3

できたことを評価して認める

子どもが目標をクリアしたら、きちんと評価しましょう。その際、「今日は授業中ずっと席につくことができてえらいね」などと、子どもががんばったことや我慢したことなどを具体的に伝えて、認めてあげることが大切です。それによって子どもは大きな達成感を味わい、次のステップに進むための原動力になります。

ポイント4

学習以外の目標も立てる

目標は学習面だけにかぎりません。「授業中は席につく」「まわりの友だちにちょっかいを出さない」「順番を守る」「きちんとあいさつをする」など、学校生活を送る上で必要な目標も立てて、それができたらその場でほめてあげましょう。子どもの特性に応じて、目標の立て方を工夫することも重要です。

ポイント5

子どもの声にじっくり耳を傾ける

子どもの様子で気になることがあったら、家庭訪問をして子どもの言い分に耳を傾けましょう。学校で困っていることがあるかもしれません。また、学校では発揮する機会の少ない得意分野が見つかる可能性もあります。そうして先生と子どもとの絆を深め、「いつも見ているよ」ということを伝えて安心させてあげましょう。

ポイント6

カウンセリングは早めに

子どもが学校を休みがちになったり、ある日を境にパタッと通学しなくなってしまうこともあります。この場合は、早めにカウンセリングを受けるなどの対応が必要になってきます。無理に登校させると、かえって問題を複雑化させるおそれがあります。

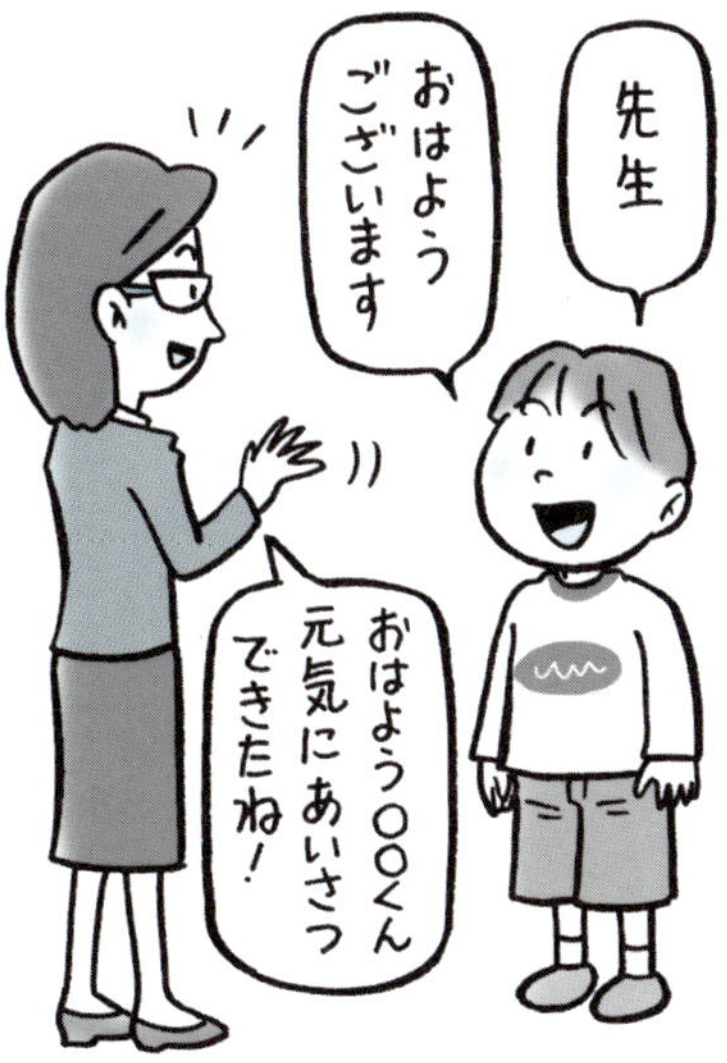
先生
おはようございます
おはよう○○くん元気にあいさつできたね!

家庭と学校との連携をどうする？

子どもの学習の困難を軽減するには、家庭のなかだけでがんばっても、学校だけががんばってもうまくいきません。家庭と学校が上手に連携することが子どもの成長につながります。

子どもに関する情報を共有する

子どもが特性による困難を克服していくには、家庭と学校が同じ目標に向かって足並みをそろえることが欠かせません。そのためにも、お互いに子どもに関する情報を共有することが先決です。

そこで、子どもの学習面や行動などで心配なことがあるなら、迷わずに担任の先生に連絡をして、個別に相談の時間をとってもらいましょう。その際、保護者は子どもの家庭での様子や日ごろ気になっていることをリストにまとめておくなど、できるだけ具体的に話せるようにしておくといいでしょう。担任の先生は毎日の授業を通じて、子どもの学習上の困難を把握しています。お互いにそうした情報を持ちよって、共有することを心がけましょう。

家庭訪問のときには、先生は子どもの部屋を見せてもらったり、家庭ではどのような工夫をしているのかを聞いてみることもいい参考になります。

役割分担を決める

実際に子どもを支援する場面で

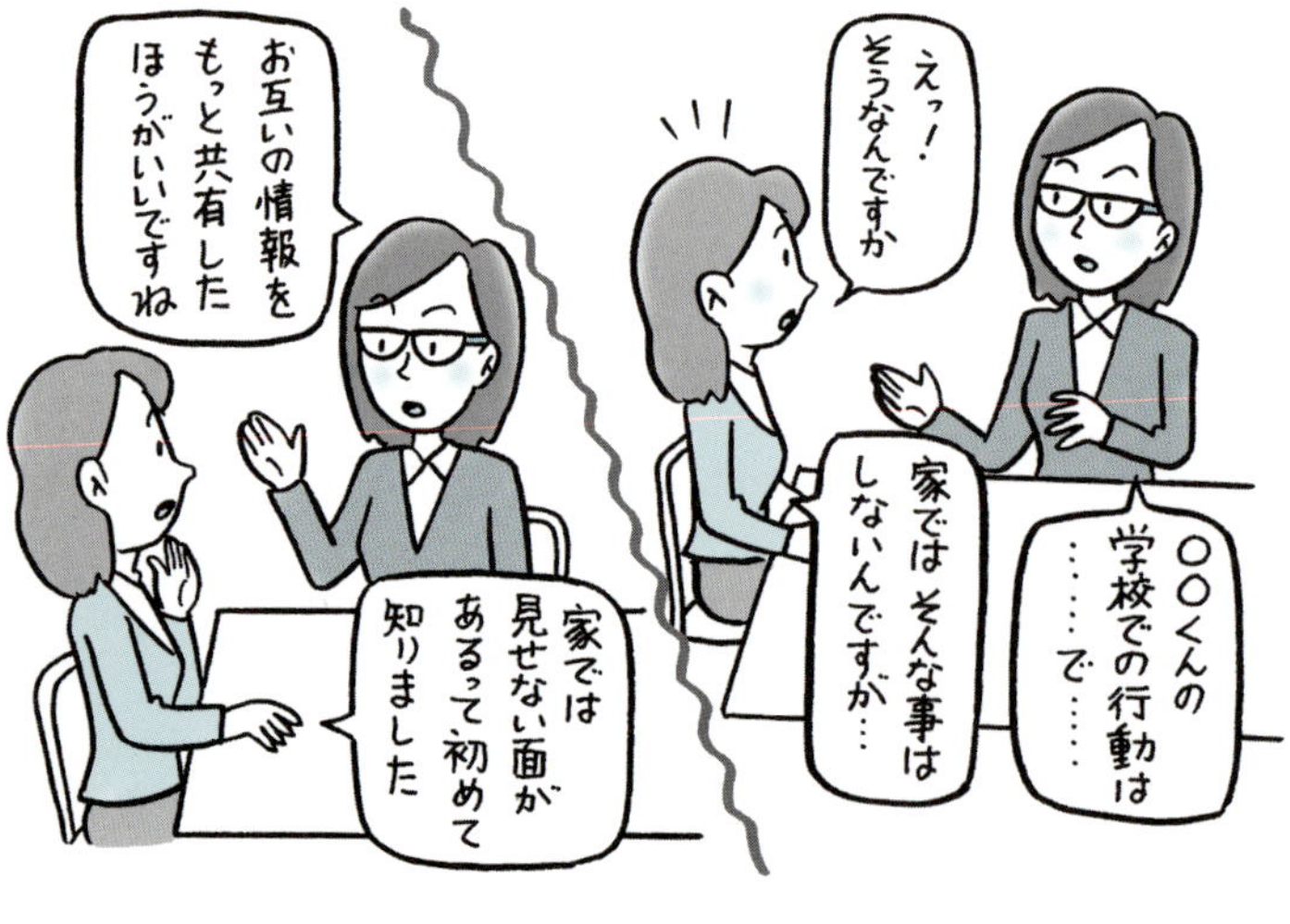
えっ！そうなんですか
○○くんの学校での行動は……で……
家では そんな事は しないんですが…
お互いの情報をもっと共有したほうがいいですね
家では見せない面があるって初めて知りました

は、さまざまな人が関わることになります。しかし、学校には学校の、家庭には家庭の「できること」と「できないこと」があります。そこで家庭と学校がそれぞれどのように支援するのか、役割分担を決めておくことも大切です。それがないと、お互いに過剰な期待をしたり、能力以上の支援を求めてしまうことにもなりかねません。

実際、家庭では子どもとどうかかわればいいのかわからず、保護者が子どもの支援を全面的に学校に依存してしまう場合があります。逆に、家庭のやり方を学校に求めてくるケースもあります。しかし、一方だけががんばっても、いい結果は望めません。それぞれができることを子どもに最大限してあげることが、いい結果をもたらします。

【家庭と学校が上手に連携するポイント】

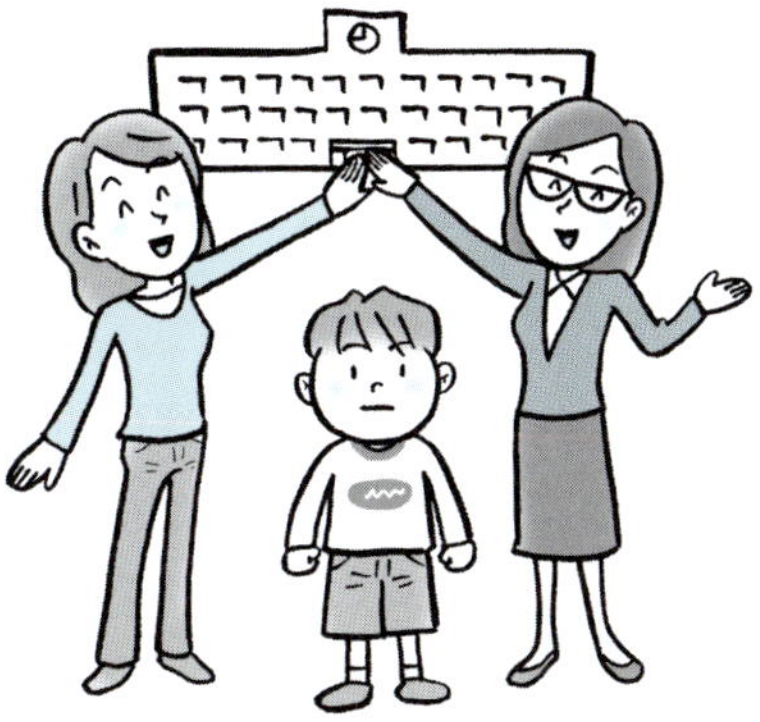

- ◆家庭での問題点と学校での問題点を、保護者と担任の先生がお互いに共有する
- ◆目標を設定し、家庭と学校が子どもの特性へのサポートのしかたを共有する
- ◆家庭と学校で「ほめる言葉」と「叱る言葉」を統一する
- ◆家庭と学校で学習する環境をできるだけ同じようにする
- ◆定期的に面談の場を設ける

学校の支援体制を説明して家庭にも支援を求める

学校の支援体制についても、家庭に理解してもらうことが必要です。保護者の中には、子育てに自信を失っている人も少なくありません。そんな保護者に対して、子どもの欠点や問題点ばかりを指摘すると、感情的な対立を招いてしまいます。

面談などでは、保護者の了解を得た上で、学級主任や特別支援教育コーディネーターなどに加わってもらい、学校のサポート体制を説明して理解してもらいましょう。その上で、子どもの将来の自立に向けて、なにが必要なのかを率直に話し合ってみましょう。

コミュニケーションをとることで保護者と学校との信頼感が増し、上手に連携することが重要です。

子どもの進路をどう考える？

子どもの進路に関しては、本人はもちろん、保護者にとっても大きなテーマです。早いうちから子どもの特性や希望を把握しておくことが大切です。

中学選びは目で見て確かめる

子どもの進路を考える際、その第一関門になるのは中学校への進学です。中学校への進学を具体的に意識し始めるのは、小学校高学年になってからでしょう。中学生になると学習の難易度が急に上がるので、ＬＤの子どもがついていけるのか心配になるのも無理はありません。

中学校を選ぶ際にポイントとなるのは、特別支援教育に理解があり、十分な支援体制が敷かれているかどうかです。特別支援教育コーディネーターなどとも相談しながら、情報収集をするといいでしょう。

一般的に、公立中学は特別支援教育の体制が導入されていることが多いといえます。私立中学では、特別支援教育については各学校の裁量に任されているのが実情です。したがって、ＬＤをはじめとする発達障害のある子どもへの支援に力を入れているところもあれば、そうでもないところもあります。

そうした情報はインターネットで

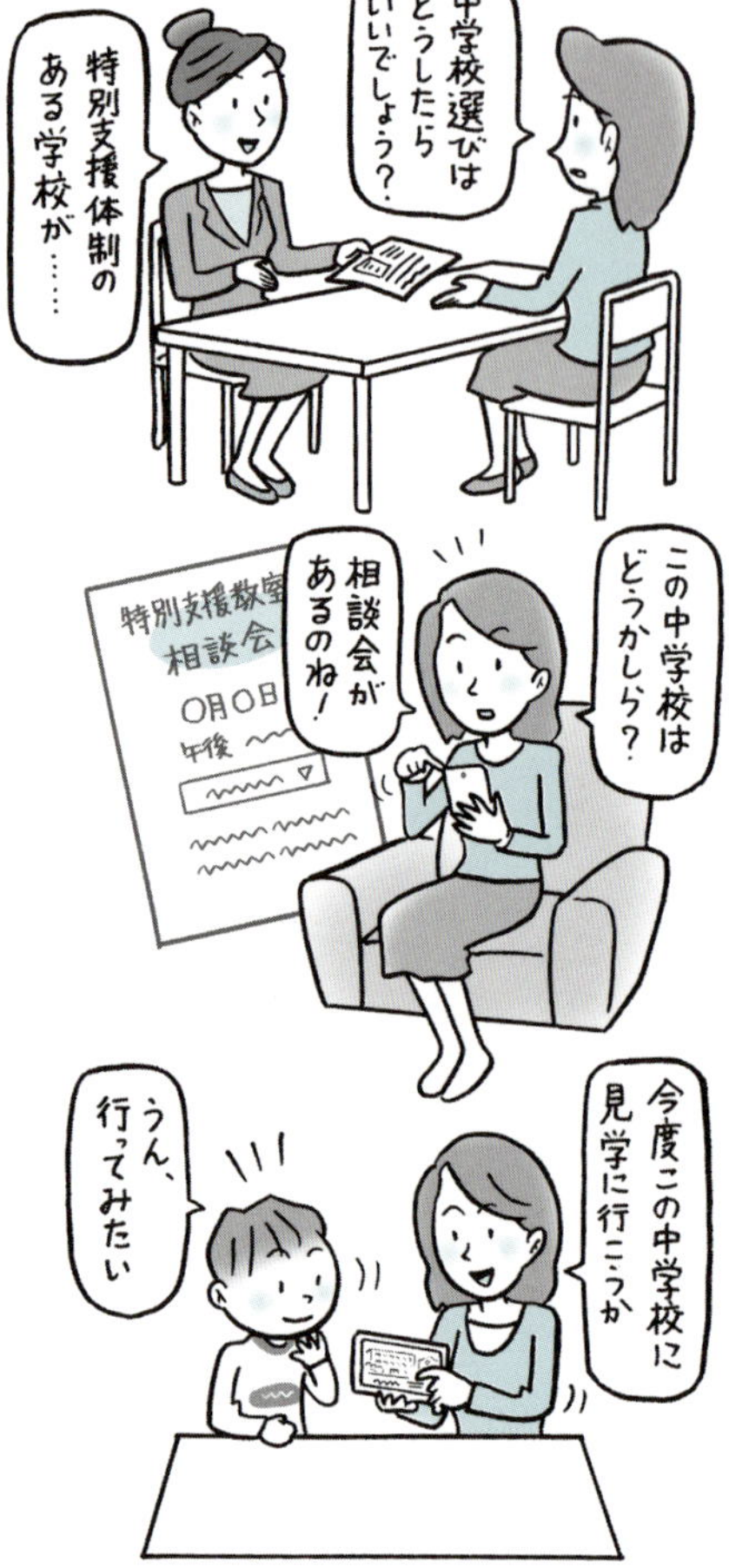

中学校選びはどうしたらいいでしょう？
特別支援体制のある学校が……
この中学校はどうかしら？
相談会があるのね！
相談会
〇月〇日
午後
今度この中学校に見学に行こうか
うん、行ってみたい

もある程度は得ることができますが、実際に学校に足を運んで見学したり、相談会などに参加してみることがなによりも重要になります。とくに、通常学級でどのような学習支援が受けられるかなど、気になることは直接たずねて、子どもに合った中学校を選ぶようにしましょう。

中学卒業後の進路をどうするか

中学を卒業したあとの進路をどうするかは、本人はもちろん親にとっても大きな問題でしょう。さまざまな進路がありますが、ＬＤの子どもにとっては〝大きな壁〟があることも事実です。本人ががんばることに加え、親や学校もしっかりとサポートしてあげることが大切です。

選択肢としては、高校進学、フリースクールや私塾、就職の三つに大きく分かれます。

高校には全日制、定時制、通信制、単位制のほか、普通課程や職業課程など幅広い選択肢があります。特性を考慮して高等専修学校で職業技術を学んだり、養護学校で就労訓練を受ける方法もあります。

フリースクールや私塾など、学校ごとに独自のカリキュラムを実践しているところもあります。学力よりも〝生きていく力〟を育んで、自立を促すという考え方もあります。

就職を選ぶなら、一般の就職以外にも、障害者雇用枠による就職もあります。近年、障害者雇用促進法の施行により、障害があっても働きやすい環境整備が進んでいます。

子どもの特性を把握した上で、子どもが自ら進路を決められるように周囲がサポートしてあげることが大切です。

子どもの進路選びのポイント

ポイント1 ◆ 自分で選ばせる

親の都合や学校の意見を優先して進路を決めるのではなく、自分で選べるように支援しましょう。

ポイント2 ◆ 好きなことを伸ばす

子どもの好きなこと、得意なことを伸ばして、仕事につなげるのは、理想的な形といえます。目的がはっきりしているほど、子どもも努力できます。

ポイント3 ◆ 好きなことを伸ばす

ＬＤの子どもにとって明確な目的もなく勉強をするのは苦痛かもしれません。特色のある学校で、生きる力を養うという考え方もあります。

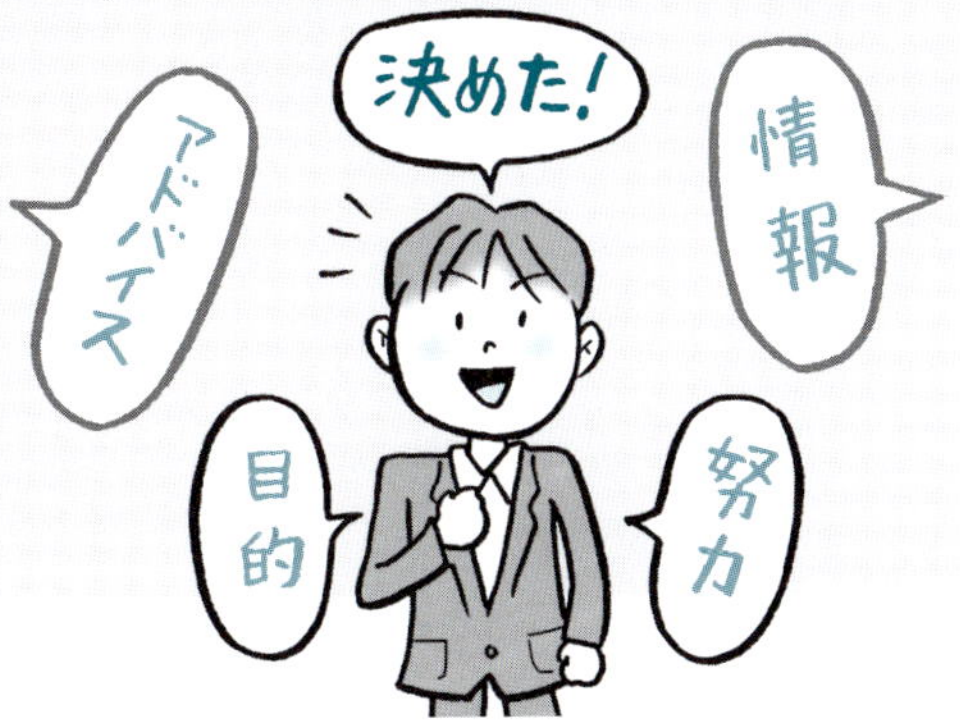

「合理的配慮」とは？

障害のある子どもがほかの子どもと同じように学ぶことができるように、必要な支援、ルールの変更、環境整備などを提供することを決めた法律が、２０１６年４月からスタートしました。

特性ゆえの困難を適切に補う手立て

２０１６年４月より障害者差別解消法が施行され、公立学校では「合理的配慮」をすることが義務化されました。

合理的配慮とは、障害のある子どもがほかの子どもたちと平等に学ぶことができるように、その子どもにとって必要な支援やルールの変更、環境の調整などを提供するというものです。

たとえば、目の見えない人に声で文字情報を伝えたり、音に敏感な子どもに教室でヘッドフォン（イヤーマフ）の着用を認めるといったことです。ＬＤの子どもの場合なら、「書く」ことが苦手な子どもにパソコンやタブレットＰＣの使用を認めたり、先生の板書をカメラやスマートフォンなどで撮影するのを認めるなどは、合理的配慮の一環です。

こうした対応をとることは、ＬＤの特性による困難をサポートし、学習内容の理解や習得を促してくれます。また、「できた！」「わかった！」という体験を積み重ねることができるので、自信や意欲がわいてくる効果も期待できます。

もし、こうした配慮がなければ、

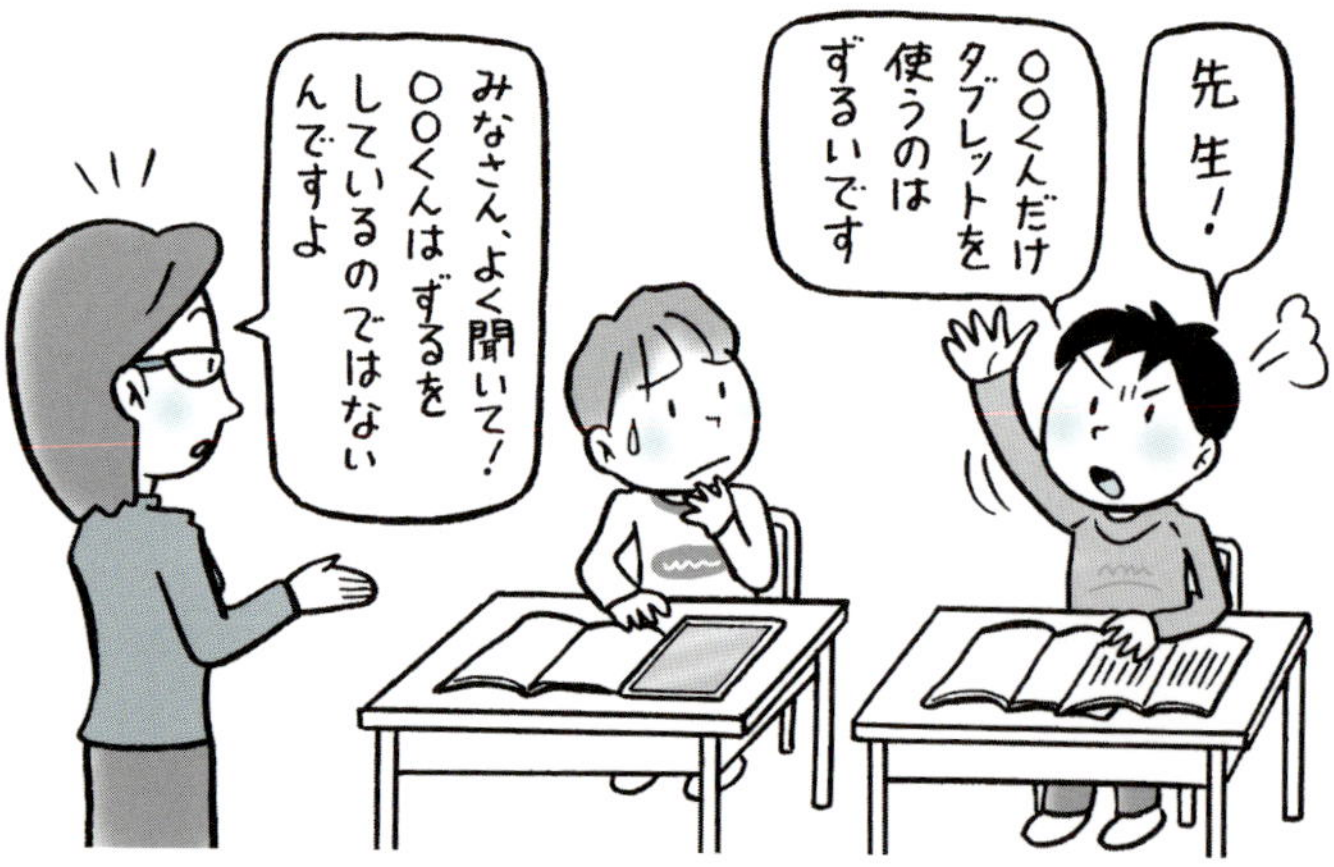

先生！
○○くんだけタブレットを使うのはずるいです
みなさん、よく聞いて！○○くんはずるをしているのではないんですよ

「書く」ことが苦手な子どもはノートをとったり、作文を書いたり、板書を書き写すことがスムーズにできません。それが毎日続けば、やがて授業がつまらなくなって集中できなくなり、なんらかの問題行動が起こってくる可能性もあります。

先生からすれば、そんな問題行動は授業の妨害に映るかもしれませんが、子どもの立場からすれば、自分だけ授業から排除されてしまっているわけです。

そうなることを防ぎ、子どもの可能性を伸ばしてあげられるように、LDの子どもそれぞれの特性や困難の要因を見極め、やりにくいことがやりやすくなるように補う手立てを考えていこうというのが、合理的配慮といえます。

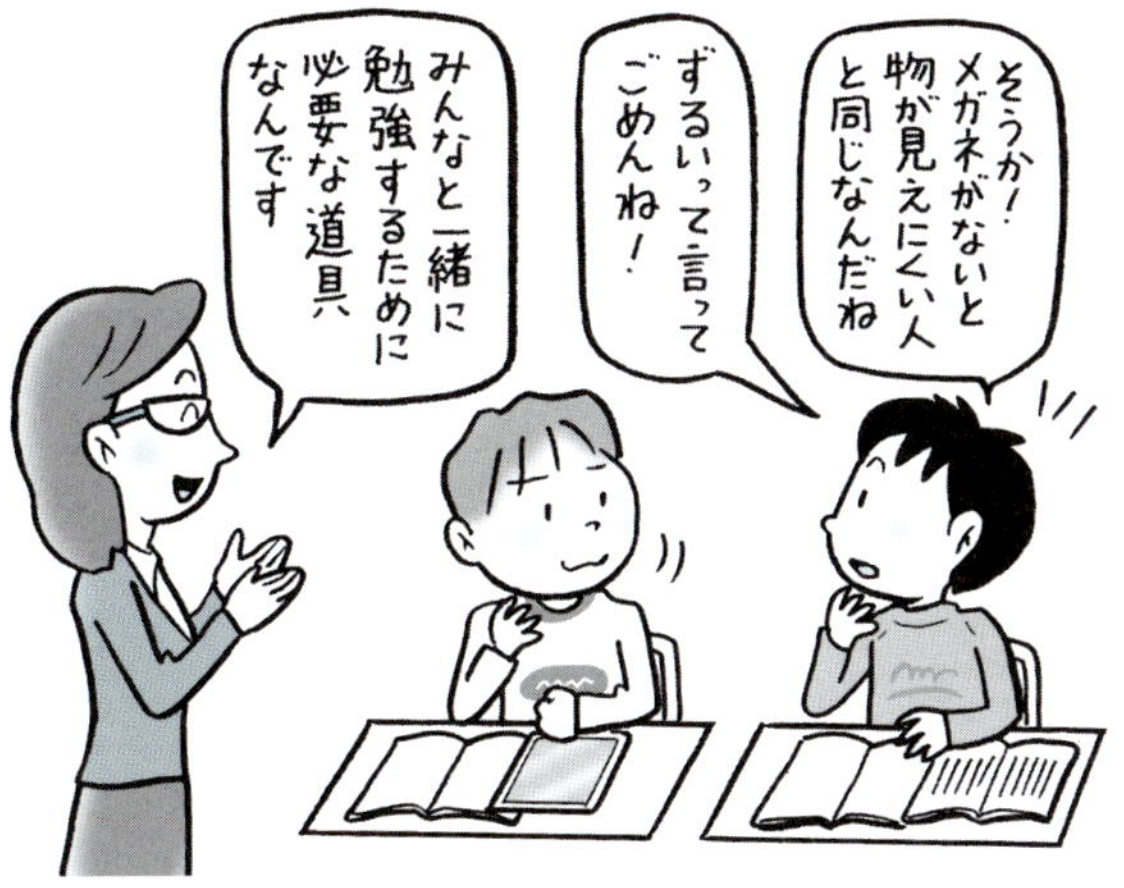
そうか！
メガネがないと
物が見えにくい人
と同じなんだね
ずるいって言って
ごめんね！
みんなと一緒に
勉強するために
必要な道具
なんです

合理的配慮を行うには環境整備も欠かせない

具体的に授業の現場で合理的配慮を実施するためには、多様性を受け入れ、認める環境づくりが欠かせません。

それがないまま、LDの子どもだけにパソコンやタブレットPCの使用などを認めたら、ほかの子どもたちから「○○くんはいいな」「なんで○○ちゃんだけ？」「ずるい」といった声が出てくる可能性があります。また、LDの子ども本人やその親にしても、「自分だけ道具を使うのははずかしい」「うちの子だけ特別なことをしていると、まわりから変な目で見られるのでは？」と支援をいやがる場合もでてくるかもしれません。

そもそも子どもたちが学習を習得していく過程は、特性の有無に関係なく、一人ひとり違います。その子にとって理解しやすい方法や教材を使って学んでいく方が、より深くスムーズに習得できます。そう考えると、子どもを先生の教え方に合わせるのではなく、先生の教え方を子どもたちに合わせるという考え方をすることも必要になります。

そうしたことをふまえて、道具などを上手に活用しながら、多様性を認める環境づくりをすすめていくことが、今後重要になってくるといえるでしょう。

補助具やICT機器を使う試み

子ども一人ひとりが「わかる」授業にする効果的な手段として、補助具やICT機器の活用が注目されています。実際にどのような種類があり、どう活用されているのかを紹介します。

特性による困難さを支援するさまざまツール

LDをはじめ発達障害のある子どもたちが抱えている学習の困難さをサポートするツールとして、ICT機器が注目を集め、教育の現場への導入が進められています。

ICTとは、「Infomation and Communication Technology」の頭文字をとったもので、情報通信技術のことです。おもなものには、パソコン、タブレットPC、電子黒板などの機器や、プリンター、プロ

「書く」をサポート

●パソコン・タブレットPC

パソコンやタブレットPCを使ってキーボード入力や手描き入力をすることで、書くことが苦手な子どもでもノートをとったり、テストを受けることが可能になります。また、タブレットPCのアプリを利用して、正しい漢字の書き方を学ぶこともできます。

●デジタルカメラ

スピーディに文字を書くことができない子どもは、デジタルカメラやタブレットPCなどで板書を撮影しておくことで、放課後や帰宅後にゆっくりとそれを見ながら書き写すことができます。

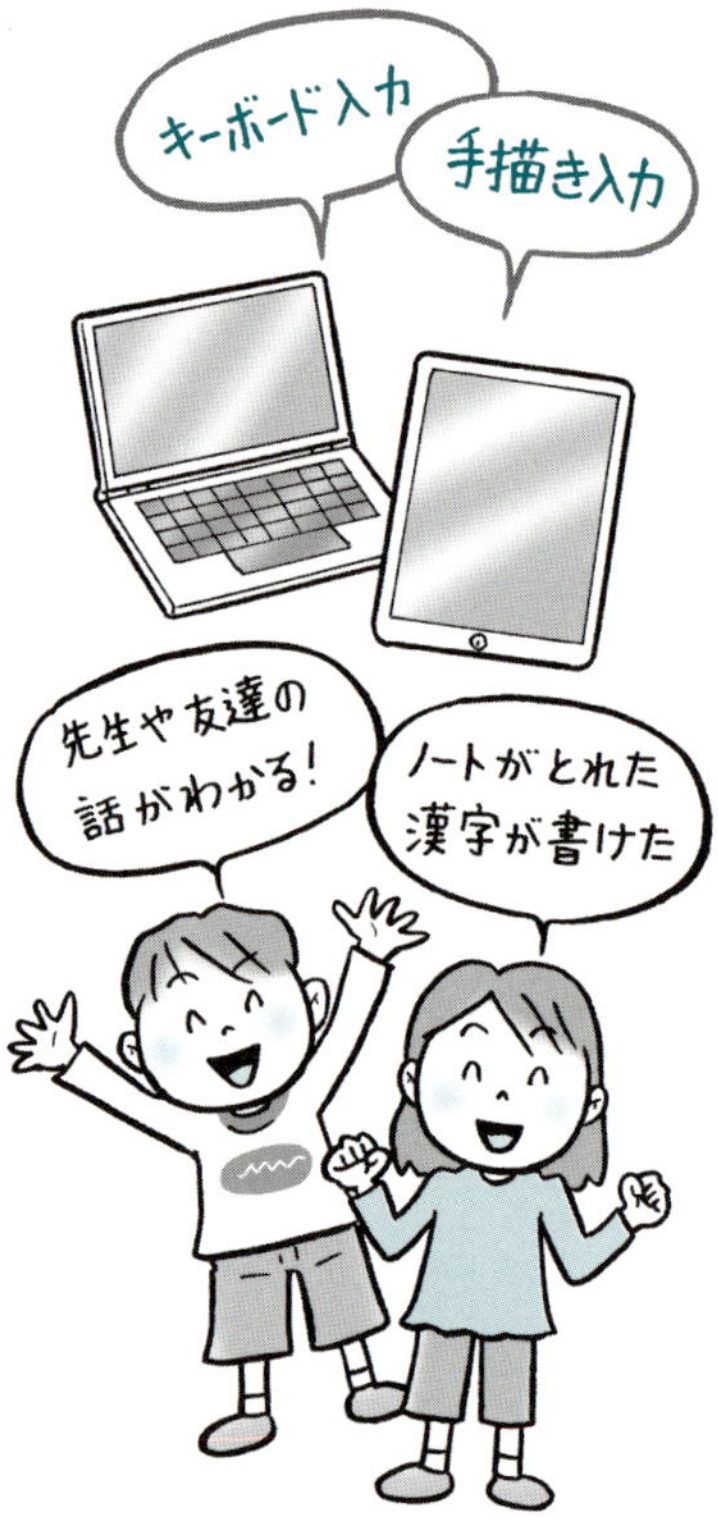

「聞く」をサポート

●パソコン・タブレットPC

パソコン要約筆記用ソフトを使って、先生や子どもたちの声をキーボードで入力すると、子どものタブレットPCに入力した文字が表示されます。これによって聞くのが苦手な子どもでも情報を得ることができます。

ジェクター、液晶テレビ、ディスプレーなどの周辺機器があります。

また、「書く」ことが困難な子どものために、板書を撮影するデジタルカメラ、集中が続かない子どもや音に過敏な子どものためにヘッドフォンなどもあります。

こうした補助具やICT機器を上手に用いることによって、困難の多いLDの子どもにも高い学習効果が期待できます。子どもが学習に苦手意識を持つ前に、これらをできるだけ早く導入することが望ましいといえます。

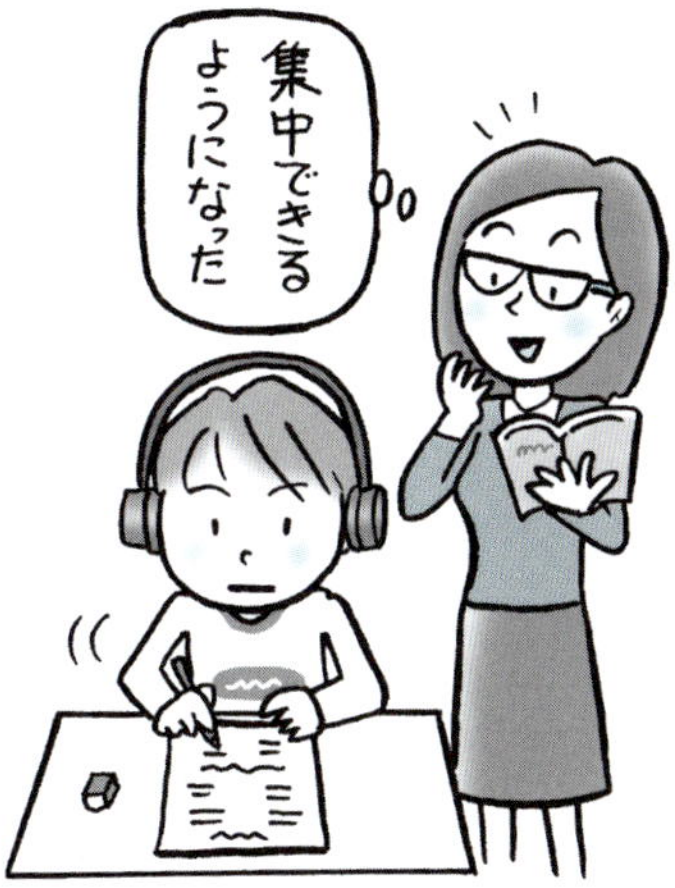

「コミュニケーション」をサポート

●電子化された絵カード

自分の気持ちや言いたいことを、言葉を選んで相手に伝えることが苦手な子どもには、電子化された絵カードを使って自分の言いたいことを選び、音声出力する方法があります。

「集中力」をサポート

●大型ディスプレー

パソコンと大型ディスプレーを接続して、学習ソフトをディスプレーに映しながら学習を行うことで、子どもの興味や関心を引き、集中力を持続させる効果があります。

●ノイズキャンセリングヘッドフォン

落ち着きがない子どもや、音に敏感で授業に集中しにくい子どもには、ノイズキャンセリングヘッドフォンを使用し、雑音をシャットアウトすることで、集中力を高めることができます。

「読む」をサポート

●デジタル教科書

文字の拡大表示、画面の白黒反転、総ふり仮名などの工夫がされたデジタル教科書を使うことで、聞くことはできるけれど読むことが苦手な子どもでも、教科書や本で学ぶことができます。

●ペン型音声再生機

初めての漢字やなれない言い回しなどを読むことができない子どもには、ペン型音声再生機が便利です。読みがむずかしいところをペンで触れると、文章の内容を読み上げてくれます。

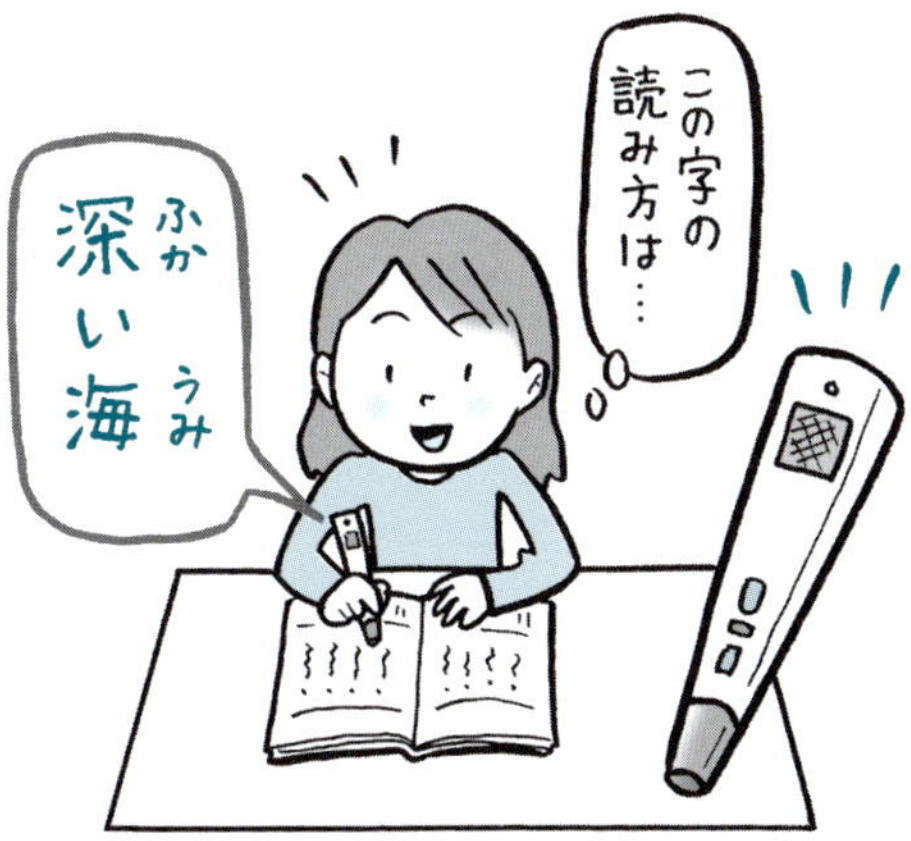

【参考資料】 http://www.mext.go.jp/a_menu/shotou/zyouhou/detail/__icsFiles/afieldfile/2018/08/09/tokushi_hougo.pdf
https://www.nise.go.jp/cms/resources/content/9311/20161205-143141.pdf
https://www.nishinippon.co.jp/item/n/344493/

監修者略歴

宮尾益知（みやお　ますとも）

東京生まれ。徳島大学医学部卒業、東京大学医学部小児科、自治医科大学小児科学教室、ハーバード大学神経科、国立成育医療研究センターこころの診療部発達心理科などを経て、2014年にどんぐり発達クリニックを開院。主な著書・監修書に『発達障害の治療法がよくわかる本』、『発達障害の親子ケア』、『女性のアスペルガー症候群』、『女性のＡＤＨＤ』（いずれも講談社）、『アスペルガーと愛』（東京書籍）、『職場の発達障害』、『女性の発達障害』（いずれも河出書房新社）など。専門は発達行動小児科学、小児精神神経学、神経生理学。発達障害の臨床経験が豊富。

◆参考図書

『発達障害の基礎知識』宮尾益知／監修　河出書房新社

『発達障害のお友だち』宮尾益知／監修　河出書房新社

『親子で理解する発達障害　進学・就労準備の進め方』鈴木慶太／監修　河出書房新社

『ＬＤ　学習障害の本』宮本信也／監修　主婦の友社

『学習障害のある子どもを支援する』宮本信也／編　日本評論社

『これでわかる学習障がい』小池敏英　奥住秀之／監修　成美堂出版

◆Staff

装丁／志摩祐子（レゾナ）

本文デザイン・DTP／志摩祐子、西村絵美（いずれもレゾナ）

カバー・本文イラスト／横井智美

企画・構成／佐藤義朗

取材・執筆／関根利子

編集／西垣成雄

親子で理解するLDの本

LD（学習障害）の子どもが困っていること

家庭、勉強、友だち、進学……将来の不安を減らす

2019年９月20日初版印刷

2019年９月30日初版発行

監　修　宮尾益知

発行者　小野寺優

発行所　株式会社河出書房新社

〒151-0051

東京都渋谷区千駄ヶ谷2-32-2

電　話　03-3404-1201（営業）

03-3404-8611（編集）

http://www.kawade.co.jp/

印刷・製本　図書印刷株式会社

Printed in Japan　ISBN978-4-309-24926-1